조울증은 회복될 수 있다

조울증은 회복될 수 있다

2012년 10월 25일 초판 1쇄 발행

지은이 정안식
펴낸이 김숭빈
펴낸곳 도서출판 다문
주소 서울특별시 성북구 보문동7가 80-1호
등록 1989년 5월 10일
등록번호 제6-85호
전화 02-924-1140
팩스 02-924-1147
이메일 bookpost@naver.com

책값은 표지의 뒷면에 있습니다.

ISBN 978-89-7146-043-6 13510

※저자와 협의에 의하여 인지 부착을 생략합니다.

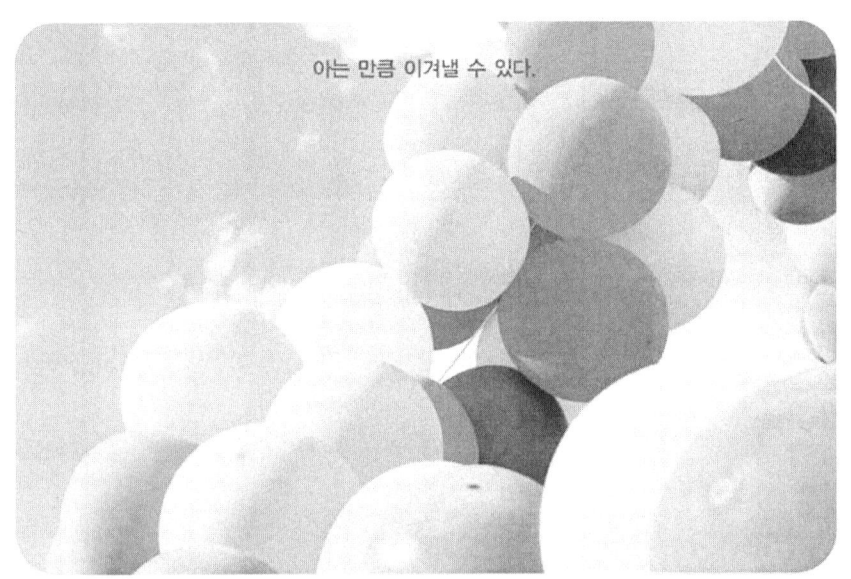

아는 만큼 이겨낼 수 있다.

조울증은 회복될 수 있다

| 우울증과 조울증(양극성장애)을 넘어서기까지 |

정안식 지음

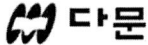
다문

감사의 글

병은 아는 만큼 이겨낼 수 있습니다

하 규 섭
의학박사
서울의대 정신과학교실, 분당서울대학교병원 기분장애클리닉
보건복지부 양극성장애(조울증) 중개연구센터장
국제조울병학회 부회장, 아시아조울병네트워크 회장
한국자살예방협회장

　원고를 다 읽었습니다. 그리고 축하의 글이나 추천의 글이 아니라 감사의 글을 써야겠다고 생각하게 되었습니다.

　병은 아는 만큼 이겨낼 수 있습니다. 당뇨병이나 고혈압, 조울증처럼 그 병세가 일상생활과 얽혀 있고 오래가는 병은 더욱 그렇습니다. 조울증이 흔한 것에 비하면 아직 일반 대중에 너무나 알려져 있지 않습니다. 좀 안다고 하더라도 그저 '울다가 웃기도 하는' 정도로 알고 있거나, 살다 보면 누구나 기분이 좋을 때도 있고 우울할 때도 있기 때문에 병이 아니라고 생각하는 사람도 많습니다.

조울증은 '세월'을 요하는 것 같습니다. 기분과 활력의 변화가 갑자기 시작되는 경우도 있지만, 많은 경우 뚜렷하게 병증으로 표현되는 데까지 세월이 지나고, 병이라고 인식하는 데까지 또 세월을 필요로 합니다. 우여곡절을 겪고서 안정되는 데까지 또 세월이 흐릅니다. 그리고도 재발을 걱정하면서 또 세월을 보내야 합니다. 그러다 보니 알기도, 받아들이기도, 참고 치료하기도 어렵습니다.

여기 그 세월의 증언이 있습니다.

누구나 그리고 모두가 나서서 밝히기를 꺼려합니다. 조울증을 세상에 알리고 조울증 환자들의 권익을 옹호해보고자 환자나 보호자인 소위 사회 저명인사들께 부탁해보았지만, 지금까지는 응하시는 분이 없었습니다. 그 용기에 경의를 표합니다.

스스로가 자세히 병증을 관찰하고 기술한다는 것이 얼마나 어려운 일인지 잘 압니다. 자신의 경험을 모아서 다른 사람에게 보이고 권한다는 것이 얼마나 조심스러운 일인지 압니다. 15년간 조울병 클리닉을 운영해오면서 조울병 환우들과 가족들을 위한 책자를 준비해보아서 잘 압니다. 그래서 고맙다는 표현이 가장 정확할 것 같습니다.

저자는 환우나 가족들 그리고 정신 질환에 관해 관심을 갖는 분들의 '바른 이해'를 돕기 위해 이 책을 썼다고 서문에서 밝히고 있습니다. 성공하셨다고 감히 이야기할 수 있겠습니다. 조울병 클리닉을 운영하면서 1,500명이 넘는 조울병 환자들을 진찰하고 치료하였지만, 이 책이 제공해주는 만큼 '조울증을 겪는 사람'에 관한 자세한 이야기를 들어볼 수 없었습니다. 겉으로 드러나는 언행으로 진찰하였다면, 이 책은 조울증 환자의 마음속에서, 머릿속에서 어떤 감정과 생각이 지나가서 비로소 그러한 행동이 가능했는지 보여주고 있습니다. 뿐만 아니라 세상과 영혼을 꿰뚫는 조울증 환우의 눈에는 가족, 동료 환우, 의료진 그리고 세상이 어떻게 보였는지 들려주고 있습니다.

1부는 저자가 겪은 조울증 이야기이기도 하지만, 조울증 환자가 바라보는 세상에 관한 이야기이기도 합니다. 같은 시대, 같은 문화 속에서 같은 언어를 사용하는 사람의 진실한 고백은 처음부터 끝까지 긴장감을 늦추지 않도록 합니다.

그리고 읽다 보면 마음이 참 아픕니다. 조울증이 어떤 병인지, 조울병을 앓고 살아가는 상처와 치유에 대한 희망을 이보다 더 설득력 있게 들려주는 설명서나 교과서는 없을 것 같습니다. 조울증을 앓는 환우나 가족뿐만 아니라 의료진에게도 꼭 읽어보도록 권하고 싶습니다.

20년에 걸친 투병 그리고 국내 최대의 조울증 온라인 커뮤니티인 '코리안매니아'를 운영하면서 얻은 경험과 지식은 조울증 환우들에 대한 사랑과 함께 2부와 3부에 고스란히 녹아 있습니다. 저자는 조울증의 원인과 증상에 관해 해박한 지식과 균형 잡힌 해석으로 그야말로 '눈높이' 설명을 해주고 있습니다. 같은 설명이라도 의사가 설명하면 자신이 조울증임을 받아들이지 못할 사람이 이 책을 통하면 스스로 병이 있음을 받아들이게 될 것 같습니다.

그래서 또 한 번 감사드립니다. 의료진 모두가 필요성을 절감하고 있으면서도 바쁜 진료 현장에서 설명해드리거나 공유하지 못하는 통합치료의 필요성과 그 구체적 내용에 관해 균형 잡힌 설명을 해주고 있습니다. 햇빛, 운동, 영양, 스트레스 관리를 포함한 조울증의 관리와 대처 방법은 모든 환자들에게 실질적인 도움을 줄 수 있을 것입니다.

저자는 조울증이 완치되었느냐 아니냐의 문제가 아니라 조절하고 관리해야 하는 병임을 강조하면서, 더 나은 삶과 사회의 구성원으로서 건강한 삶을 영위하기 위해 주변의 도움을 받아서 환우 스스로가 노력하여야 함을 강조하고 있습니다. 그러면서 가족과 주변의 따뜻한 이해와 격려, 사회와 국가의 배려를 요청하고 있습니다. 당연히 이루어져야 할 일들이 아직 이루어지지 않고 있어서 전문가의 한 사람으로서 미안하기도 하고 또 무거운 책임감을 느끼게도 됩니다.

코리안매니아나 엔젤회 등 온라인, 오프라인 조울증 환자 자조모임이 앞으로 더 활성화되기를 바랍니다. 국제조울병학회 등 전문

단체들과 협조하고 힘을 합하여 조울증 환자들이 드러내어 치료를 받고, 불이익을 당하지 않고 살아가는 세상이 하루 빨리 오기를 바랍니다. 이 책은 우리나라에서 그 시작을 알리는 나팔 소리와 같습니다.

    진심으로 감사드립니다.

2012년 9월

추천의 글

이 책을 통해 회복의 신념을 갖게 되기를

권 오 용
변호사 · 한국정신장애연대 사무총장

저자의 삶을 통하여 조울증으로 인한 장애의 어려움을 극복한 경험과 지혜를 나누는 이 책은 저에게 큰 감동을 주었습니다. 현재 같은 종류의 질환으로 인한 장애를 겪고 있는 분들이나 그 가족들에게는 그 극복에 큰 도움이 되리라고 믿습니다.

저자 정안식 님은 한국정신장애연대(Korean Alliance on Mental Illness) 이사로서 대전·충청 지부장을 맡고 있으면서 조울증 환자들과 가족들을 포함한 정신장애인과 가족의 인권과 삶의 증진을 위한 저희들의 노력에도 적극 동참하고 계십니다.

많은 분들이 이 책을 읽고 나누며 정신 질환은 반드시 극복될 수 있다는 회복의 신념을 갖게 되기를 기대합니다.

2012년 9월

저자의 글

지금도 쓸쓸히 자신과 싸우고 있을 이들에게

제가 이 책을 쓰게 된 것은 유명인이나 많은 사람들의 관심이 집중되는 스타라서가 아닙니다. 그리고 제가 겪은 우울증, 조증, 조울증이 다른 환우들보다 특별하거나 유별나서도 아닙니다. 제 고통이 얼마나 심했는지 알아달라고 쓰는 글은 더더욱 아닙니다.

사실 창피와 부끄러움을 감수하면서 제 질병에 대해 글을 쓰게 되었습니다. 그 가장 큰 이유는 같은 질환으로 고생하시는 분들이나 그 가족들 그리고 사회적으로 문제가 되고 있는 우울증이나 정신 질환에 관심을 가진 분들의 바른 이해를 돕기 위함입니다.

특히 정신 질환자를 둔 가족들은 질병을 직접적으로 경험해보지 않았기 때문에 질병의 증상을 다른 질병에 비해 오해하고 오판하는 경우가 많습니다. 따라서 당혹감과 좌절감과 경제적·정신적 피해가 클 수밖에 없습니다.

우울증으로 자살하고 싶었던 날들, 조울증으로 황량한 사막을 홀로 걷는 듯한 시간들을 지나고 이렇게 당당하고 여유 있게 글을 쓰게 되어 기쁘고 감사한 마음 금할 길이 없습니다.

어느 날, 아무런 노크도 없이 찾아와 제 영혼을 잠재운 질병인 우울증. 그리고 거기서 더 나빠져 조울증으로 치달은 정신적 기능의 장애에 대해 저는 쓸쓸히 싸워야 했고 고통스러워해야 했습니다.

지금도 어느 병원과 골방에서 우울증과 조울증으로 힘들어할 동족과 지구촌 사람들이 머릿속에 계속 떠오릅니다. 혼란스러워하고 황폐해져갈 그들의 모습이 눈에 선하게 떠오르기에 저는 이 책을 쓰기로 마음먹었습니다. 그들을 이해하고, 그들을 보호하고, 그들의 희망이 되기 위해 이 책을 쓰게 되었습니다. 실질적이고 현실적인 관점에서, 생물학적이고 영양학적인 관점에서 제가 느끼고 알게 되었던 것들을 전하기 위해 이 책을 썼습니다.

인류가 출현한 이래 수많은 장애물과 질병을 극복해왔고 정복해가고 있습니다. 저는 질병이 있으면 그것에서 회복되게 해줄 그 무엇도 함께 존재할 수밖에 없다고 굳게 믿습니다. 그러나 많은 종교 지도자들의 지식 부족으로 인한 잘못된 접근에 아쉬움을 느끼고 있으며, 의사들 또한 약물에만 의존할 뿐 다른 대안을 제시하지 못하는 점이 무척 아쉽습니다.

환우 가족들도 괴로워하고 기도만 할 뿐 노력하는 마음가짐이 부족합니다. 환우들도 주도적이기보다는 타율적으로 문제가 해결되기를 기다립니다. 제가 지나왔던 길을 많은 환우들이 걸어갈 것을 생각하면 마음이 아파옵니다. 먼저 제가 몸소 체험하고 극복한 것을 거울

삼아 여러분의 등불이 되기를 희망합니다.

일반적으로 정신병은 수많은 소설 속에 등장하고 사람들의 화제에 오르내리는 창피하고 수치스러운 병입니다. 가끔씩 정신병자 연기를 하는 배우들을 보면서 어쩌면 꼭 경험한 사람들처럼 연기해내는지 감탄하곤 했습니다.

정신병에 대한 막연한 두려움과 함께 그것은 별난 사람들에게나 나타나는 어떤 불가사의한 질환인 줄로 막연히 생각해왔는데, 어느 날 제게 그 괴물의 실체가 덮쳐버렸습니다. 정상인이 미친 사람과 싸우는 것도 쉬운 일이 아닌데, 미친 제가 미친 저를 치유하고 교정한다는 것이 가능한 일일까요?

사람들은 자신의 상태에 따라 가지는 흥미도 다르기 때문에 본인이나 가족 가운데 정신적인 질환으로 고통을 받는 사람이 없다면 굳이 이런 종류의 글을 읽으려고 하지 않을 것입니다. 그러나 정상적으로 보이는 많은 사람들도 일생에 한두 번은 우울증이나 편집증 또는 중독에 사로잡힐 수 있습니다.

정도의 차이와 재발의 빈도에 차이가 있을 뿐, 정신적 질병 상태에서 자유롭다고 말할 수 있는 사람은 아무도 없습니다. 더욱이 현대인들은 패스트푸드나 잘못된 식사 습관 등으로 인해 정신적 질환의 수가 배가되고 있는 상황입니다.

'모르는 것이 약'이라는 말도 있지만, 그것은 아주 예외적이며 '아는 것이 힘'이라고 말하고 싶습니다. 안다고 하는 것에도 부족함이 있을 수 있는데, 아예 알려고 하지 않는 무지에서 어떤 빛을 볼 수 있겠습니까?

끝으로 일반적이고 상식적인 수준에서 이 책을 쓰기 위해 전문적인 용어를 풀어 쓰거나 혼용했음을 밝혀둡니다. 책의 한 구절 한 구절에 집중해서 해석하기보다는 전체적인 메시지와 의미에 관심을 다져주시기를 당부드립니다.

2012년 8월
정 안 식

목차

감사의 글 | 병은 아는 만큼 이겨낼 수 있습니다 | 하규섭 · 4
추천의 글 | 이 책을 통해 회복의 신념을 갖게 되기를 | 권오용 · 9
저자의 글 | 지금도 쓸쓸히 자신과 싸우고 있을 이들에게 | 정안식 · 10

1부―투병과 회복

1부에 들어서면서 · 18
 1. 잃어버린 시간 · 20
 2. 먼저 찾아온 우울증 · 31
 3. 우울증, 조울증은 이중으로 힘겹다 · 36
 4. 덤으로 사는 삶 · 44
 5. 사랑해도 될까요 · 49
 6. 마니아(mania) 증세와 잘못된 생활 패턴 · 60
 7. 악몽의 부활 · 66
 8. 거듭되는 재발 · 72
 9. 절망의 늪에서 기도하다 · 80
 10. 희망을 보다 · 85
 11. 치유와 회복 · 89
1부를 마무리하면서 · 94

2부―우울증, 조울증에 대해 공감하고 이해하기

2부에 들어서면서 · 98
 1. 우울증의 두 얼굴 · 101
 2. 조증(mania)에 대한 이해 · 115
 3. 조울증은 양극의 부조화 · 121

4. 조현증이 양극성장애와 다른 점 · 131
5. 정신증과 신경증(노이로제)의 구분 · 136
6. 조증과 수면의 연관성 · 142
7. 정신 질환의 단서들을 찾아서 · 148
8. 정상과 비정상의 차이 · 155
9. 환우, 가족, 의사의 입장 · 159
10. 자율신경계와 우울증, 조울증 · 169
11. 호르몬에 대한 이해 · 177

3부 — 현실적인 문제들과 대처 방법

3부에 들어서면서 · 190
1. 환경적인 문제점들 · 193
2. 미네랄과 호르몬의 관계 · 200
3. 미네랄결핍증과 천연공급원 · 210
4. 다이어트와 그 밖의 위험한 습관들 · 214
5. 치료 향상을 위한 발상의 전환 · 219
6. 우울증 대처법 · 223
7. 조울증 대처법 · 232
8. 조울증을 유발하기 쉬운 우울증 대처법 · 240
9. 조울증 극복 요령 10계명 · 243
10. 스트레스를 피하라 · 245
11. 통합치료의 중요성 · 251
12. 자조모임 커뮤니티 · 261
13. 자녀들을 생각하자 · 264

저자 후기 | 우리는 얼마든지 강해질 수 있다 · 266

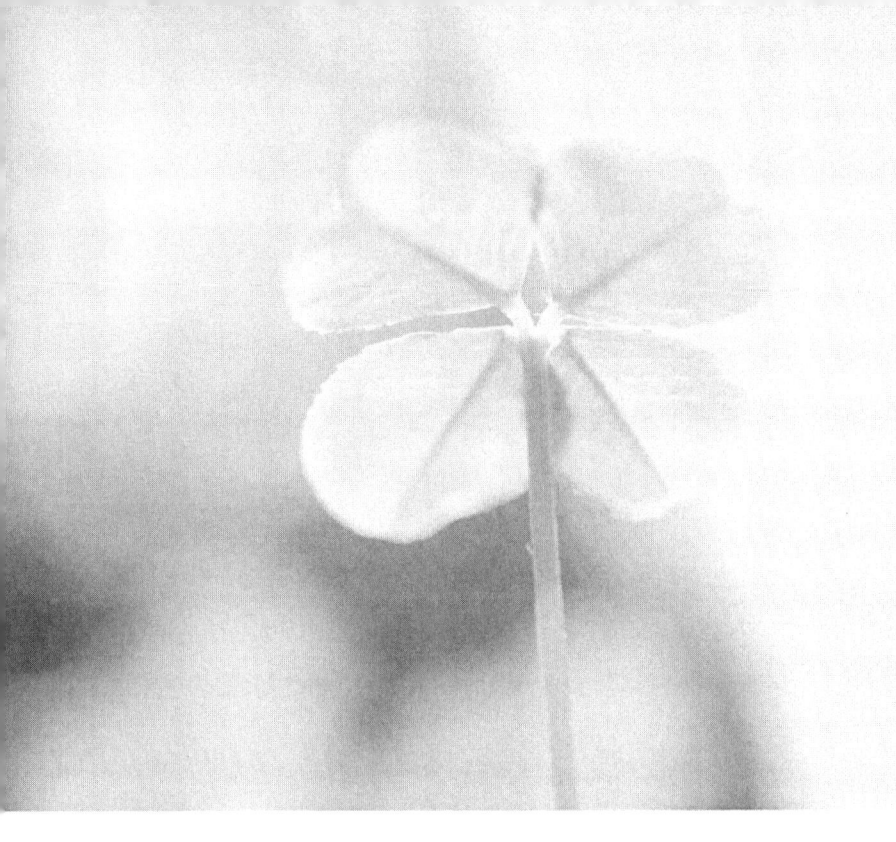

1부
투병과 회복

1부에 들어서면서

책을 준비하면서 어떻게 해야 짜임새가 있으면서도 환우들과 가족들 그리고 관련된 종사자들이 공감하게 되고, 모르고 있는 부분을 터치할 수 있을지 많은 고민을 하였다. 그래서 책의 구성을 3부로 나누어 쓰기로 했다.

그중에서 1부는 내가 주관적으로 경험한 체험 위주의 글을 쓰기로 했다. 이것은 결코 나의 넋두리를 들어달라는 의미가 아니다. 정도의 차이는 있으나 조울증 환우들이 일반적으로 경험하게 되는 일반적인 패턴을 보이는 사례이기에 '마이 스토리' 형식으로 쓰게 되었다.

사람들마다 자라온 환경과 성품, 배운 지식이 제각기 달라서 경험하는 양상도 조금씩 다를 수밖에 없다. 그러나 조울증이 일으키는 망상과 혼란은 엇비슷하다고 할 수 있고, 나의 사례가 생물학적인 우울증과 조증, 그 양극성장애를 이해하는 데 많은 도움이 되리라고 믿기에 비교적 주관적인 나의 체험 스토리를 1부에 넣기로 했다.

지면 관계상 또 표현력의 부족으로 아주 디테일하게 모든 부분을 묘사하지 못했으며, 내용이 많이 축약된 것도 사실이다. 그러나 나의 체험담을 여러 번 읽다 보면 여러 상황이 연결되면서 이해의 폭이 더 넓어질 수 있으리라고 믿는다.

처음의 질병 발발로 인한 혼란기와 재발로 인한 고통과 좌절, 그곳에서 일어나는 나의 생활 모습이 1부에 담겨 있다.

부족한 글이지만, 나의 경험담이 독자들의 삶과 전 세계 양극성장애 환우들 및 그 가족들에게 위로와 희망의 메시지로 다가가기를 소망해본다.

1
잃어버린 시간

1992년 10월 말경, 나는 이 세상 사람이 아니었다. 내 몸은 지구에 있었지만, 내 생각과 인지력은 천지가 개벽되고 내가 우주의 어느 혹성에 옮겨진 것 같은 정신착란을 일으켰다.

나는 수년 전부터 내 병력을 기록해두었기 때문에 연도나 상황들에 대해 대체로 정확히 기억해낼 수 있다. 내게 아주 심한 조울병이 발병한 것이다. 그렇다고 해서 어느 날 갑자기 벼락 맞듯 생긴 일이라고는 보이지 않는다. 한 달 전부터 약간의 기미가 있었기 때문이다.

나 자신은 물론, 가족 중의 그 누구도 그런 병이 진행되는 것을 아는 사람은 없었다. 그러나 여러 가지 정황들과 재발을 거듭하면서 알게 된 병의 패턴을 볼 때 분명히 전조 증상들이 희미하게나마 있었다. 그러나 남들이 이상하다고 할 정도의 뚜렷한 행동은 10월 말부터 시작되었다.

조울증 전조 증상

1992년 10월 말경, 내가 완전히 인사불성이 되기 전에 몇 개월 정도 전조 증상들이 내게 일어나고 있었다. 맨 먼저 찾아온 것이 우울증이었고, 우울증을 두어 달 동안 겪은 다음에는 약한 경조증(조증이 미미하여 잘 파악하기 어려운 상태)이 진행되었다.

그 증상으로는 다음과 같은 내 감정과 사고의 변화를 들 수 있다. 나는 그 당시 경제적인 문제로 좀 고심하고 있었는데, 베스트셀러 작가가 되어 그 문제를 해결할 수 있다고 믿게 되었다. 지금 생각하면 실현 불가능할 뿐만 아니라 전혀 현실성이 없는 꿈이었다. 그러나 그 때는 그러한 믿음으로 충만했다.

이것을 의학적인 측면에서 보면 망상이라고 볼 수 있다. 망상이란 상상한 것을 사실로 믿거나 검증되지 않은 자신의 생각을 굳게 믿는 경향을 드러낸다. 조울증이 가파르게 진행되기 전에 나는 서서히 그 전조 증상들을 보이며 달구어지고 있었다.

경조증의 또 다른 특징은 수많은 아이디어가 샘솟는 듯한 느낌이고, 나아가 깨달음의 경지를 경험한다는 것이다. 깨달음의 경지란 인간의 근원적인 질문, 우주의 진리에 대한 관심과 함께 무언가 깨달음을 얻은 듯한 느낌을 가리킨다. 그것이 진정한 깨달음일 수도 있고, 전혀 엉터리 깨달음일 수도 있다. 대개는 논리 정연하지 못한 혼돈된 깨달음이거나 자기 자신만이 옳다고 믿어지는 주관적인 감정의 변화이다.

이러한 것은 정신과 의사들처럼 의학 공부를 통해 알게 된 것이 아니라, 내가 그런 과정을 여러 번 겪으면서 자연스럽게 알게 된 것이다. 내가 경험한 경조증 상태에서의 깨달음이라는 것은 플러스(+)와 마이너스(-)에서 힌트를 얻었다. 플러스가 하나님이라면, 마이너스는 악마나 사탄으로 생각되었다.

이상하게도 수학을 좋아하지 않은 내가 수학적인 관점에서 진리를 캐내겠다며 노트에다 무언가를 많이 적었던 생각이 난다. 또 관계망상도 서서히 진행되었다. 전기의 플러스와 마이너스가 만나면 세탁기가 돌아가고 전깃불이 켜지는 것을 연계시키면서 선과 악은 전기의 플러스와 마이너스 같은 것이라고 믿게 되었다.

따라서 선과 악은 둘로 나눌 수 없고, 하나로 협동해서 일해야 하는 것으로 생각되기에 이르렀다. 그런 생각의 결과들이 확대 재생산되면서, 어려서부터 그토록 존중했고 내 삶의 나침반으로 여겨온 성서가 불완전하고 사라져야 할 하나의 책으로 생각되기에 이르기도 했다.

그러나 그런 주장을 하는 내게 대해 가족들은 우려와 경계의 말을 하기는 했어도, 그것이 병이라고는 전혀 생각하지 못한 것 같다. 왜냐하면 그런대로 대화가 통했으며, 내가 밥을 먹고 잠을 자고 해야 할 일을 모두 하고 있었기 때문이었다.

경조증 상태에서는 반사회적 행동들을 스스로는 나쁜 것이 아니라고 굳게 믿고 있더라도, 남들이 제재를 가할 것을 은연중에 염려하는 주변 상황 파악 능력도 존재하기 때문에 남들이 싫어할 특출한 행동은 자제하는 능력이 있다. 그래서 일반인이 그런 사람을 환자나 병이 진행되는 사람으로 보기 어려운 것이다.

또한 경조증 상태에서 자신이 한 모든 행동들을 대부분 기억하기 때문에 기억하고 있다는 그 사실만으로 어떤 이들은 정신병이 아니라고 판단하는 경우가 있다. 이는 정신병에 대한 일반인의 지식이 전무하다는 것을 여실히 보여주는 단적인 예이기도 하다.

기억을 더듬어 나중에 알게 된 일이지만, 1992년 첫 조울증 발병 시에 나는 도파민의 과다 분비로 정신적 몽환 상태와 더불어 지나친 각성 상태에서 오는 망상, 관계망상, 메시아망상(자신이 인류를 구원할 자로 여기는 망상)까지 갖가지 특징들을 드러냈다.

처음 조증이 발병하는 경우에 잡아내기는 무척 어렵지만, 재발하는 사람을 옆에서 관찰한 사람이라면 병이 재발할 때의 전조 증상이 항상 거의 비슷하다는 것을 알 수 있다. 조증이나 조울증이 극에 달하기 전에 반드시 경조증 증상을 보이기 때문이다.

뚜렷한 급성 조울증의 시작

1992년 10월 말부터 내 조울증은 극을 향해 치닫고 있었다. 그것이 조울증이 확실했다고 말할 수 있는 까닭은 울증 상태의 감정과 조증 상태의 감정이 혼합되어 전혀 다른 인격처럼 변하기 때문이었다.

우울증만 있을 때는 자괴감, 피해망상, 자살 욕구, 과다수면, 무기력한 감정들이 지배하지만, 남들이 볼 때 미친 것 같은 행동들은 거의 하지 않게 된다. 우울증도 정도에 따라 차이가 있겠지만, 나를 비롯한 대부분의 환자들은 심해야 좌절감을 맛보거나 자살 충동을 느끼는 정도이다(자해는 주로 단극성우울증 환우들이 극심한 상태에서 하게 된다). 우울증도 정신 질환이 분명한 것은 상황을 부정적으로만 보려는 편향된 감정 상태와 그 감정 상태에서 오는 부정적 사고체계 때문이다.

다시 이야기를 돌려 조울증 이야기를 하자면, 한없이 슬프기도 하고 어떤 사명감 같은 것에 자신을 바쳐야 할 듯한 감정 상태를 경험하게 된다. 경미할 때는 나름대로 조리 있게 보이기도 하고 남들과 대화도 그런대로 되지만, 극에 달하면 자신을 통제할 수 없는 상태가 되어버린다.

사람들은 그 사람이 어떤 생각을 가지고 움직이고 있다고 볼 수도 있지만, 극에 달한 상태에서는 자신의 의지나 윤리성과는 상관없이 행동하고 말하게 된다. 그래서 심한 욕설이나 분노, 폭력, 파괴적인 성향을 보인다.

더욱 희한한 것은 가끔씩 자신을 관찰하는 의식이 돌아오곤 하는데, 그것을 몇 단락씩 기억할 수 있다는 것이다. 그리고 그때의 자신의 감정 상태나 어떤 의도를 가지고 어떤 일을 했는지 일부가 기억에 남게 된다.

그러나 그 이야기를 듣는 사람들이 그런 감정 상태와 의식을 알고 있었다면 통제할 수도 있지 않았겠느냐고 반박하는 것을 들은 적이 있다. 무관심하고 비판적인 시각을 가진 관찰자의 눈에는 자신을 올바로 통제하지 않는 사람으로만 비치기 십상이다.

그러나 그것은 인간 정신의 병리 현상을 전혀 모르는 사람의 적의에 찬 악평에 불과하다. 그리고 그런 말을 듣는 환자의 마음에 큰 상처와 함께 상대에 대한 강한 적대감만 심어주게 된다.

조울증의 특성은 그가 자살을 하거나 큰 교통사고로 목숨을 잃지 않는 한 몇 개월이 지나면 이전의 상태로 되돌아온다는 것이다. 약을 먹으면 더 빨리 돌아오고, 먹지 않아도 대부분 그 미친 증상이 몇 달 만에 정상으로 회복된다.

그러나 어느 정도 회복된 상태에서는 일대 혼란이 일어난다. 내게 귀신이 들린 것일까? 신께서 내게 어떤 사명을 주시려고 그런 경험을 하게 하셨는가? 온갖 상상에 빠지는 한편, 그동안 자신이 저지르고 다닌 일들에 대한 수치심과 자괴감이 들며, 병에 시달리는 동안 받은 가족의 구타나 막말 같은 저지 행동에 대해 적대감과 나쁜 이미지를 갖게 된다.

나 같은 경우에는 정신병원에서 직원이 머리를 때린 일, 한 인간으로 보지 않고 미친 사람으로 취급하며 반말과 막말을 한 것들이 그 사람의 얼굴과 함께 선명히 기억되었다. 그 사람은 내가 눈이 풀려 있고 제정신이 아닌 것으로 보여 그런 행동을 했겠지만, 환자는 그런 장면을 이상하리만큼 잘 포착하는 눈을 지니고 있음을 모두 명심해야 할 것이다.

정신병은 인간의 뇌에서 호르몬의 균형이 깨어졌을 때 일어나는 현상으로 알려져 있다. 그러나 처음 그 병을 접한 환자는 그러한 것을 잘 알지 못한다. 어쩌다 정신과 의사에게 가서 물어보아도 자세한 설명을 듣기는 쉬운 일이 아니다.

그래서 환자는 많은 시간을 헛되이 낭비하거나 잘못된 방향으로 자신의 병을 해석하게 된다. 굿을 한다거나 마귀를 축출하려고 기도원 등을 전전하기도 하고, 주위 사람들이 그를 굶기거나 완전히 폐인으로 취급하고 방치하는 경우도 있다.

모두가 무지에서 비롯된 행동들이다. 특히 기독교인 중에 그런 일이 생기면 교회 목사님과 성도들이 와서 찬송가를 부르고 퇴마 의식을 하기도 하며, 환자에게 고함을 치거나 귀신과 싸우는 액션을 취하게 되는 경우가 많다. 그러나 환자는 그런 경험을 통해 목사와 신도들에게 나쁜 감정이나 수치스러운 감정을 가지게 되고 그래서 교회를 떠나게 되는 경우도 종종 생긴다.

신도들이나 가족들이 조울증이 극에 달한 사람을 훈계하고 꾸짖는 것은 감당하기 어려운 일이며, 별 소용이 없는 경우가 많다. 그 환자는 이미 성난 파도와 같기 때문이다. 사람들은 환자의 입에서 나오는 욕설이나 비방, 폭언을 들으면 아연실색하게 된다. 모든 조울증 환자들이 이와 같은 것은 아니지만, 상태가 심하면 이와 비슷한 반응을 보인다.

그러므로 가족들은 정신과 의사와 상담하여 환자를 입원시키거나 약을 처방받아 먹이는 것이 최상의 길임을 알아야 한다. 일부 사람들은 상담을 통해 조울증 환자를 통제해보려고도 한다. 그러나 그것은 매우 어려운 일이며 거의 실현 불가능하다.

그것은 마치 배고픈 사람에게 말로써 배부르게 하려는 노력만큼이나 인간의 생체 구조를 잘 모르고 대하는 것이다. 분명히 상담과 대화로 치유해야 할 정신적인 문제가 있는 것은 확실하지만, 급성 조울증이나 정신분열증 등은 호르몬의 교란으로 벌어진 일이기 때문에 재빨리 호르몬을 안정시키고, 생리적인 기능을 정상화시키는 것이 우선되어야 한다. 그 뒤 몸이 회복되었을 때 대화와 상담을 해야 할 것이다.

본문으로 돌아가서, 1992년 10월 28일을 정점으로 나는 완전히 딴 사람이 되어 있었다. 그때부터는 상태가 심각하여 무언가에 홀린 것 같이 여기저기를 배회하고 다녔다.

너무나 큰 슬픔과 기쁨이 번갈아 찾아왔다. 나는 예전과는 다르게 사물과 환경에 대해 반응하고 있었다. 안개만 보아도 울컥 눈물이 나왔다. 내가 우주의 중심으로 느껴지면서 고독감에 사로잡히기도 했다.

지금도 생각이 난다. 1992년 11월 1일, 나는 충북 청주시에 사는 지인의 집으로 가려고 버스를 탔다. 청주시의 가로수 길을 지날 때 낙엽이 흩날리고 있었고, 안개도 자옥이 끼어 있었다. 갑자기 하염없이 눈물이 났다. 무엇 때문인지는 잘 기억이 나지 않지만, 흐느껴 울만큼 슬픔이 몰아쳐왔다. 그것은 감정의 속임수였던 것이다.

그리고 나는 시골의 어느 작은 마을 무덤이 있는 곳에서 비탄에 빠진 마음으로 슬퍼하고 있었다. 죽어가는 모든 생물체에 대한 슬픔이 내 마음속으로 몰려들어 나는 그들을 대신하여 울고 있었다. 죽어 있는 잔디를 비롯하여 죽어가는 모든 생명들이 너무도 슬퍼 보였다. 그래서 펑펑 울었던 것 같다.

한편, 주변 사격장에서 들려오는 총소리는 나의 존재를 하늘이 격려해주는 팡파르로 해석되었다. 판단의 혼란, 인식의 오류, 감정과 느낌과 시야의 왜곡까지 온갖 종류의 변형이 내 몸속에서 일어나고 있었다. 인간이라면 누구에게나 일정한 감각과 판단력이 있는데, 나는 그 균형에서 많이 이탈되어 있었다.

그리고 평소에는 없었던 사악한 마음도 아무런 제약 없이 간헐적으로 찾아들었다. 천사 같은 마음과 악마 같은 마음이 동시에 공존하는 느낌들을 경험해보지 않은 사람은 이해가 어려울 것이다. 모든 사람이 약간씩은 지니고 있는 천사 같은 마음과 악마 같은 마음이 조울증이 극에 달한 상태에서는 더욱 선명해지고 뚜렷해졌다.

모든 조울증 환우들이 다 나와 같은 경험을 하는 것은 아니며, 그럴 수도 없다고 본다. 그러나 약간은 비슷한 느낌과 감정을 경험할 것이다. 다만 크고 작은 차이가 있을 뿐이다.

지나가는 비둘기나 참새도 나에게 어떤 메시지를 전달하는 것 같았고, 표지판 등의 별것 아닌 모양이나 글도 큰 의미로 다가왔다. 사물을 그냥 있는 그대로 보지 않고, 내 의지와는 무관하게 어떤 의미를 부여하여 보게 되었다. 그래서 어떤 일이나 사물에 지나친 의미를 부여하는 사람을 보면 그때 생각이 자꾸 떠오르곤 한다.

청주에서 용인으로 올라와서 얼마 지나지 않아 나는 우연히 눈에 띈 길가의 승용차를 타고 집으로 향했다. 차 주인이 공중전화를 걸고 있는 틈을 타서 그런 일을 저질렀던 것이다. 평소 같으면 도저히 상상도 할 수 없는 행동이지만, 그때의 나는 아무런 죄책감이나 걱정도 없이 잠시 빌려 탄다고만 생각하고 있었다.

결국 제정신이 아닌 상태에서 몬 그 차는 택시와 정면충돌을 했고, 나는 체포되어 파출소로 끌려가게 되었다. 나는 파출소에서 몽둥이로 머리를 여러 차례 얻어맞고 횡설수설했다. 나의 의식이 살았다 죽었다를 되풀이하였다. 경찰들은 나를 함부로 다루었다. 정상적인 사람을 대하는 태도는 아니었다.

절도범으로 오해를 받다

경찰서에서 나는 7일 이상을 있었다. 소변도 가리지 못하여 늘 바지에다 실례를 했다. 나는 심하게 미쳐가고 있었다. 별의별 말을 하여 주위 사람들을 놀라게 했다. 나는 수많은 착각과 혼란으로 분별력을 잃고 미쳐 날뛰었다.

나는 거기서 누군가(아마도 경찰서 직원)의 오해를 사서 많이 맞았다. 나는 그것을 내가 견뎌내야 하는 영웅의 숙명이라고도 생각했다. 어떻게 내가 그런 구타와 고통을 견뎌냈는지 지금도 믿어지지 않는다. 아마도 제정신이 아니기 때문에 감당할 수 있었는지도 모르겠다.

그때를 생각하면 한없이 내 자신이 측은해지기까지 한다. 나는 용인경찰서 유치장에 한동안 갇혀 있었는데, 거기에는 나보다 한두 살 많아 보이는 얼굴이 핸섬한 사람이 있었고 나이 많은 아저씨도 있었다.

나는 거기가 일반적인 유치장이 아니라 내가 죽어서 오게 된 저승으로 여겨졌다. 또 일반 사람은 올 수 없이 영혼들만 사는 비밀 저승 감옥이라고 생각했다.

그리고 거기서 간혹 TV를 보았는데, 서태지와 아이들의 노래가 자주 흘러나왔다. 〈난 알아요〉나 〈환상 속의 그대〉를 들으면서 "그래, 사람들은 환상 속에 있는 거야"라고 중얼거렸다. 가끔씩 의식이 돌아오면 나는 요지경 속에 들어 있는 특별한 존재로 생각되곤 했다.

교도소로 이송되다

나는 여러 날을 구타와 발길질을 당한 뒤 교도소로 이송되었다. 나는 내게 일어나고 있는 일들을 제대로 파악하지 못한 채 천지개벽이 일어난 세상에서 내가 아주 특별한 존재로 생각되었다. 교도소로 가는 경찰차가 내 정신에너지와 믿음에 의해 동력을 얻는다고 생각했다.

교도소에 도착했을 때는 한밤중이었다. 처음에는 그곳이 다른 행성쯤으로 생각되었다. 나는 밥그릇을 깨고 난동을 부렸다.

나 때문에 죄수들이 밤잠을 잘 수 없었다. 내가 늘 무슨 소리든지 떠들어대고 있었기 때문이었다. 교도관들이나 다른 죄수들은 내가 일부러 미친 사람으로 보이려고 쇼를 한다고 생각했다. 그곳에서도 나는 참 많이 맞았다. 의식이 돌아왔다 나갔다 하는 시간이 되풀이되었는데, 지금도 부분적으로 기억이 날 뿐이다.

그런데 밖에서 어머니가 날 위해 많은 노력을 하셨다. 내가 쓴 책(18세 때 책을 한 권 출간한 적이 있음)을 교도소장에게 보내어 내가 절도를 하고 쇼를 할 사람이 아님을 설득하신 것이다.

그래서인지 어느 날 나는 교도소에서 정신과로 이송되었다. 정신과 의사 앞에서 나는 별로 한 말이 없었다. 그러나 그 의사가 나를 정신병 환자로 확인해주었기 때문에 나는 재판도 받지 않고 교도소에서 풀려 나올 수 있었다.

병원에 입원하다

　교도소를 나온 뒤, 나는 약 10일 정도를 집에서 보냈다. 내게는 밤낮의 구별이 없었고, 온갖 미친놈 흉내를 다 내었다. 어머니한테서 심한 꾸중을 들었고, 형제들도 나를 마귀 든 사람으로 여겼다.
　내 나름대로는 그때 정신을 차리려고 노력했지만, 그것이 내 의지대로 되는 것은 아니었다. 뇌 회로가 몽땅 고장이 난 상태에서 자기를 회복한다는 것은 불가능한 일이었다.
　누나가 언질을 주어서 어머니는 나를 음성 정신병원에 데리고 가셨다. 나는 봉고차 안에서 나를 애틋하게 쳐다보시는 어머니의 심정을 헤아려보고 있었다. 아무튼 내가 정상이 아니라는 것을 나도 알았던 모양이다.
　나는 병원에 도착하여 환청을 들었다. 많은 소녀들이 떠드는 소리였다. 마치 나를 환영하는 함성처럼 들렸다. 나는 어머니에게 병원에 자진하여 들어가겠다고 했다. 입원하면 왠지 좋은 일이 있을 것 같았다.
　나는 지금도 병원에 막 입원한 나의 첫 모습을 떠올릴 수 있다. 지금 생각해도 완전히 미친 사람 그 자체였다. 눈빛, 태도, 생각, 머리 등 모두 평소의 내가 아니었다.
　나는 약을 먹으면서 빠른 속도로 회복되고 의식이 분명해지고 있었다. 나는 내가 정신병에 걸렸고 정신병원에 있다는 것을 알았다. 나는 병원을 벗어나 집에 가고 싶었다. 그래서 어머니에게 편지를 썼고, 입원한 지 한 달 반 정도 있다가 나왔다. 그렇지만 나는 입에서 침을 흘릴 정도로 상태가 좋지 않았다.

2
먼저 찾아온 우울증

정신 질환의 신호탄 우울증

내게 조울증이 진행되기 전에 먼저 우울증이라는 반갑지 않은 손님의 첫 방문이 있었다.

1992년 초여름, 나는 심한 우울증을 앓고 있었다. 처음에는 그것이 우울증인지도 몰랐고, 나 자신이나 가족도 내 우울증 증세에 대해 관심을 갖거나 자세히 관찰해보지 않았다. 그것은 무관심이라기보다는 우울증 자체에 대한 지식이 없었기 때문이었다.

1990년대 초인 그 시절만 해도 우울증 환자는 드물었다. 설혹 있다고 해도 그것이 사회적 이슈가 되지 않았다. 그래서 그것이 병인지도 모르는 사람이 대부분이었다.

내게 우울증이 찾아들었을 때 내 마음속 꿈은 사라지고, 앞날에 대한 부정적인 생각들만 내 머릿속을 가득 채웠다. 힘도 나지 않고, 별로 살고 싶은 마음도 없었다. 죽어서 내가 이 세상에 존재하지 않으면 참 편하고 좋겠다는 생각이 들었다.

나는 그런 감정 상태를 누구에게도 호소하지 않았다. 그냥 내가 감당해야 할 고민이라고만 생각하고 있었던 것 같다. 비교적 의지가 강한 편이었고, 어려운 환경에서도 웃음과 유머를 잃지 않았던 내가 침묵과 비관에 빠져들었다.

밥을 먹으라고 누가 부르면 밥만 먹고 계속 잠을 잤다. 잠이 꼭 좋아서라기보다는 자면서 세상일을 잊고 싶었기 때문이었다.

그리고 피해망상, 관계망상도 생겨났다. 나만 죽고 싶은 것이 아니라 내가 그때 미워했던 사람들도 함께 죽이고 싶었다. 우울증은 대부분 자신을 공격하는 성질을 갖지만, 경우에 따라서는 나에게 피해를 주었다고 여겨진 사람들을 미워하고 심지어 죽이고 싶은 마음도 든다는 것을 알 수 있었다. 사실 정상 상태에서 보면 죽이고 싶을 만큼 그들이 내게 잘못한 것은 아니었다. 설혹 잘못이 있었다고 해도 꾸짖는 정도로 끝낼 잘못에 불과했다.

우울증은 사건을 확대시키는 놀라운 힘을 가지고 있다. 그것도 대부분 부정적이고 안 좋은 방향으로 진행된다.

잘은 몰라도 그때 내가 하루 중 깨어 있는 시간이라곤 5~6시간밖에 안 되었던 것 같다. 내 주변의 모든 것이 절망적으로 보였다. 그러나 지금 와서 생각해보면 그것이 순전히 우울증의 장난이었다는 것을 의심할 여지가 없다. 우울증은 사람마다 또 상황에 따라 그 강도가 다르게 작용한다.

우울증은 경미하게 오는 경우도 있고, 심각하게 오는 경우도 있다. 우울증은 감정의 장애로서 호르몬의 균형이 깨어졌을 때 발병한다. 각성과 이완을 담당하는 호르몬들이 각기 제 역할을 해주어야 하는데, 균형이 깨어지면 부교감신경계가 항진되면서 필요 이상의 이완 상태가 된다.

사람의 감정은 호르몬이 분비되는 양에 따라 달라지는 특성이 있다. 교감신경계가 항진되면서 오는 조증도 그렇지만, 부교감신경계가 항진되면서 오는 우울증도 망상을 동반하는 경우가 많다. 경미한 경우에는 의기소침이나 의욕상실 정도로 올 수 있지만, 우울증이 심해지면 자신을 공격하는 성향을 여실이 드러내게 된다.

뿐만 아니라 죄의식의 확대, 염세주의적 세계관, 자살 충동, 죽음 예찬론자가 되는 자신을 발견하게 된다. 피해망상, 관계망상 등 다양한 망상이 동반되어 오해와 편견을 넘어선 왜곡된 판단을 하게 된다.

어느 통계에서 우울증은 일생 동안 한 번쯤 겪게 되는 경우가 흔하다는 발표를 본 적이 있다.

우울증 환자가 자기만 공격할 수도 있지만, 피해망상을 동반한 상태에서 자기 보호 기제(시스템)가 발동하여 상대를 필요 이상으로 적대시하게도 될 수 있다. 그래서 암(cancer)도 형태나 위치에 따라 다른 양상을 보이듯, 우울증도 사람마다 또 시기마다 다른 양상을 나타낸다는 사실을 알아둘 필요가 있다.

우울증은 왜 발병하는 것일까

여기서 사람들이 의구심을 갖거나 궁금하게 여기는 것이 있을 것이다. 우울증이 왜 왔느냐는 의문이다. 어떤 극한 환경 때문이었는지, 스트레스를 많이 받았는지, 충격을 받은 일이 있는지 등등 왜 우울증이 왔을까 하고 자기 나름대로 생각해볼 것이다.

그러나 그 생각의 바탕에는 지금까지 간헐적으로 들어온 이야기들이나 간단한 정보들을 상기하면서 스트레스나 큰 충격이 있었을 것이라는 추측이 존재할 것이다. 의학적인 측면에서 바라보는 사람들은 가족력이나 유전을 생각해보는 것이 일반적이다.

그런데 필자가 관찰한 결과에 따르면, 실연 같은 충격적인 일을 당했거나 스트레스를 엄청나게 받은 결과라고는 여겨지지 않는다.

크고 작은 일이 없었던 것은 아니지만, 그것이 나를 한 달가량 잠만 자게 유도할 만큼 큰 짐이 될 만한 것은 아니었다. 유년 시절부터 강인하게 단련되어왔고, 문제를 만나면 숨기보다 정면 돌파를 했던 내 성격을 비추어볼 때 심리사회적 요인의 영향은 작거나 거의 없었다고 판단된다.

나의 경우에는

우울증이 발현하는 데 필요한 조건으로 유전, 충격, 강한 스트레스, 실연, 영양 불균형, 약물 부작용 등이 있다면, 나에게는 유전과 영양 불균형 두 가지가 가장 결정적인 역할을 했다고 생각된다.

유전으로 말하자면, 친할머니께서 연세가 지긋하실 때 한 차례 조울증 상태를 경험하신 적이 있다고 한다. 아버지도 일시적으로 약간의 우울증과 경조증 증세를 겪으셨다고 들었으며, 어머니도 유년 시절 때 우울증을 경험하신 것으로 알고 있다.

그러니 내게도 유전성이 있다는 것은 명백하다. 8남매 중 나를 포함한 2명이 조울증으로 병원에 2회 이상 입원한 경력이 있다. 그리고 통계상으로도 부모 중 한 쪽에 조울증이나 우울증이 있을 경우 30% 정도가 유전된다고 보고되고 있는 것과 어느 정도 일치한다.

그러나 나는 유전도 중요한 원인으로 주목했지만, 그것은 내가 되돌릴 수 없는 일이기에 다른 요인 즉 환경이나 영양 상태 같은 것에 관심을 갖게 되었다. 영양 문제가 우울증과 여타의 정신 질환에 큰 영향을 미칠 수 있음이 보고된 바 있다.

앞서 말했듯이 유전이 분명히 큰 요인이기는 하지만, 유전 없이도 정신 질환이 발병한다. 부모에게 정신 질환이 있어도 자녀가 모두 그렇지 않은 경우가 있는가 하면, 자녀 중의 일부만 정신 질환을 경험하기도 한다.

환우도 어느 때에는 정상이다가 때때로 우울증이나 조울증으로 힘들어하는 시기가 있음을 볼 때, 건강 관리가 잘 이루어졌을 때와 아닐 때에 차이가 있는 것으로 볼 수밖에 없다.

건강에 직간접적으로 영향을 주는 인자는 아주 다양한 것으로 파악된다. 과다한 패스트푸드가 원인일 수도 있고, 운동 부족이나 영양 불균형도 영향을 미칠 수 있다. 유전적으로나 선천적으로 취약하게 태어난 어떤 사람이 관리가 될 때에는 건강하게 잘 지냈는데, 어느 시기에 갑자기 우울증이나 조울증으로 발병된 것을 추적해보았더니 환경에 변화가 있었거나 식습관이 잘못된 것을 쉽게 발견할 수 있었다.

아직 의학계에서는 원인이 무엇이라고 한 가지로 규정하지 않고 있다. 원인이 뚜렷이 밝혀지고 일목요연하게 정리되어 있지 않기 때문에 원인에 주목하기보다는 증상을 잠재우는 치료에 집중하게 되는 것이 현실이다. 그래서 약물 위주의 치료와 입원을 많이 권유하고 있지만, 입원이 환자 자신과 가족들에게 최상의 선택일 수는 없다.

3
우울증, 조울증은 이중으로 힘겹다

우울증의 이중고

어느 병이나 힘들지 않은 것이 없겠지만, 우울증과 조울증은 이중으로 힘겹다. 골절상을 입었거나 몸의 어느 부분이 다치면 보통 우리 주변에서는 위로와 이해를 해주는 것이 일반적이다. 그러나 우울증으로 힘들어하는 사람은 냉대를 받거나 소외를 당하기 일쑤이다.

먼저 우울증에 대해 말하자면, 우울증이라는 질병 때문에 힘이 없고 표정이 어두워 보이는 것에 대해 사람들은 그에게 병이 왔는지를 잘 모른다. 또한 환우도 자신이 우울증이라고 제대로 표현하지 못한다. 설사 말한다고 해도 사람들에게서 돌아오는 것이라곤 동정 어린 눈빛이나 무성의한 질문들이 고작이기 때문일 것이다.

그래서 환우도 자신의 병을 감추려고 하며, 주변 사람들도 무성의한 시선들을 보내는 것이 대부분이다. 그래서 이 병이 더 음성화되는 경향이 잦다.

우울증이 있다고 하면 정신에 문제가 있는 사람으로 취급을 받기 쉽다. 사람도 동물처럼 본능적으로 병든 자를 외면하려는 경향이 있다. 그러나 사람이 사람으로서의 가치를 가지는 것은 환자를 돌볼 줄 아는 지성을 가진 존재이기 때문이 아닐까?

그러나 단순한 무관심과 외면보다 더 심각한 문제가 있다. 주로 환우 가족이나 주변인이 저지르기 쉬운 잘못 중의 하나로서 환우의 정신 상태를 문제 삼고 책망, 훈계, 비난, 모욕을 주는 경우가 종종 발생한다는 것이다. 선무당이 사람 잡는 식이라고나 할까?

가장 실수하기 쉬운 것은 환우의 정신력을 문제 삼는 일이다. 정신이 나태하여 그렇다, 정신을 바로 안 차려서 그렇다 등등 식으로.

그러나 이것은 환우가 듣기에 자신의 인격을 공격하는 것으로 간주된다. 왜냐하면 우울증은 크든 작든 피해망상을 동반하기 때문이다. 어찌 보면 말하는 이의 단순한 지적이 듣는 자에게는 인격 모독이나 나를 미워하는 사람이구나 하는 인식으로 자리를 잡는 동기가 될 수 있다.

내가 여기서 강조하고 싶은 말은 적극적으로 수발을 들고 도울 자세가 안 되었다면 이런저런 충고는 절대로 하지 말라는 것이다. 이것은 관계를 깨는 결과가 되기에 충분하다.

사람이 우울해지면 누가 나를 진심으로 아끼는지 그렇지 않은지에 더 민감해진다. 그래서 적군과 아군을 나누려는 심리를 가진다. 우울증에서도 비슷한 증상이 발현된다. 정신력이 강한 사람이 그렇지 않은 사람보다 우울증에 덜 걸린다는 학설은 들어본 적이 없다. 그것은 잘 모르는 사람들이 피상적으로 생각하는 것일 뿐이다.

에이브러햄 링컨 같은 사람에게 정신력이 나약하다고 할 수 있을까? 수많은 패배와 좌절에도 굴하지 않고 미국 대통령이 되었을 뿐만 아니라 남북전쟁을 승리로 이끈 그가 평생 동안 우울증과 싸웠다는 사실을 아는 사람은 그리 많지 않을 것이다.

우울해 있는 사람에게는 긴장을 풀어주고 마음을 편안하게 해주는 것이 우선되어야 한다. 긴장, 초조, 불안은 우울증을 더 힘들게 한다. 닦달하고 나무라서 될 일이 아닌 것이다.

어느 날, 나를 깜짝 놀라게 한 일이 있었다. 우울증과 관련된 일을 하는 분이 내게 정신력이 강한 사람은 우울증에 걸리지 않는다는 말을 한 것이다.

어찌 기본적인 지식도 없이 그런 일에 관계하고 있을까? 그분이 정신건강론을 배운 적이 없어서 그런 말을 한 것은 이해할 수 있지만, 조금만 주의를 기울이면 알 수 있는 상식인데 왜 모르면서도 아는 사람처럼 확신에 차서 말하는 것인지 도무지 이해가 가지 않았다.

나도 우울증에 힘들어하던 날을 회상하면, 몸보다 마음이 더 아팠던 기억들이 선하게 떠오른다.

어려서부터 유머러스하고 활동적이었고 모험심 많았던 기백은 어디로 갔는지 알 수 없고, 무거운 짓눌림과 자신감의 위축으로 내 아이를 어린이집에 데려다주는 일까지도 힘겨워했던 시간들이 있었다. 모든 일이 힘겹고 어렵게만 느껴졌다. 자꾸 자고 싶고, 혼자 있고 싶고, 미래에 대한 어두운 예감만 떠올라 쇼펜하우어처럼 염세주의적인 사고체계가 자리를 잡았다.

조울증의 삼중고

우울증이 이중고에 시달리게 한다면 조울증은 삼중고, 사중고에 시달리게 한다. 조울증은 우울증, 조증, 조울증 삽화(증상)가 있는 것인데, 우울증에 대한 고통, 조증 상태에서 벌어지는 해프닝과 사건사고도 책임을 져야 하는 어려움에다 조울증이 심할 때 오는 대혼란을 안팎으로 감내하고 견뎌내야 하는 고통이 있다.

우울증인 때에는 극도로 심각한 경우를 제외하고는 통원 치료를 하는 것에 비해 조울증인 때에는 입원 치료를 하게 되는 것이 상례이다. 행동이 격해지고 매우 활동적이 되는 데다 일상과 다른 사람이 되어 공격적이고 주변인을 피곤하게 하는 경향이 생기기 때문이다. 우울증은 은둔적이고 비활동적이며 자기 파괴적인 데에 비해 조울증은 슬픈 감정과 비탄에 빠진 감정을 가짐과 동시에 파괴적이고 공격적이고 주도적인 성격을 드러낸다.

조울증은 나타나는 증상도 다양하다. 조울증의 재발의 심각한 수준이 상중하로 나뉘어 그 형태가 달라지며, 발병한 시점의 처음, 중간, 나중에 따라 행동과 정신이 달라진다.

우울증에 걸린 사람이 무척 나약하게 보인다면, 경조증의 사람은 무척 강하고 능력 있는 사람처럼 대범하고 활달해 보인다. 남들이 그렇게 보는 것도 있지만, 환우 자신이 더욱 그렇게 느낀다.

조울증 성향이 있으면 여러 가지 일을 잘 벌이게 된다. 무슨 일이든지 잘 될 것 같은 생각이 들고, 실패에 대한 걱정보다는 성공에 대한 확신이나 욕구가 더 강해지기 때문이다. 그래서 현실성이 없거나 잘 알지도 못하는 분야에 투자를 하는 등 금전적인 소비와 지출이 늘어나는 특성이 있다.

그러나 이것도 조울증 중 경조증 시기에 해당하는 것으로서 남들이 볼 때 아주 심각하게는 보이지 않는 단계이다. 오히려 남들에게는 활달하고 성격이 좋은 사람으로 보일 수도 있다.

그러나 배우자나 가족 사이에서는 평소와 다른 패턴으로 인해 트러블과 의견 충돌이 자주 발생하게 된다. 환우의 입장에서 보면 논리와 이유가 있는 싸움이다. 그러나 사실은 호르몬의 교란으로 인한 착각과 고유한 성격에 어긋나는 감정의 지지로 말미암아 평소와 다른 감정을 가지며, 그 감정에 영향을 받아 비약적이거나 극단적인 결단을 내리게도 된다. 그래서 가출을 한다거나 이혼하자고 한다거나 연락도 없이 여기저기 돌아다니기도 한다.

그러나 격한 조울증 상태를 한동안 보이다가도 시간이 지나면 안정되고 정상 모드로 돌아오게 된다. 흥분과 격한 상태가 기약 없이 계속되지는 않는다. 그게 약으로 잡혔든지 시간의 경과로 잡혔든지 아무튼 잡히게 되는 것이다.

다만 약을 먹으면 상당히 빨리 잡힌다는 이점이 있다. 그러나 약으로 잡혔으니 이제는 안심해도 된다는 의미는 절대로 아니다. 조울증이 원래 순환성 장애라서 어떤 시기나 어떤 계절이 되면 주기적으로 그 질환이 재발하는 특성이 있다. 그리고 재발에도 여러 형태가 있다. 더 심해지거나 더 약하게 재발하는 경우가 있으며, 아예 한동안 재발하지 않고 5~10년간 지속되는 경우도 있다.

필자는 이런 모든 과정을 다 경험해보았고 체험해보았다. 20세 초반까지는 정신적으로 어려운 적이 거의 없었다. 20세에 발병한 뒤 약 8년 동안 아무 이상 없이 잘 보내다가 거듭되는 재발로 힘들어했고, 노력을 기울인 결과 점점 호전되는 경험까지 하게 되었다. 그래서 누구 못지않게 이 병에 대해 세심한 관찰이 가능했고 할 말도 많다.

우울증도 마찬가지이지만, 조울증도 그 심한 정도를 상중하로 나누어볼 수 있다. 대부분 경조증일 때에는 활동적이 되고, 자신감이 차오르며, 기분이 상쾌하고 명랑해지는 특성을 지닌다. 내가 관찰한 바로는 환우가 여성이거나 조울증 증세를 약하게 겪을 때에는 경조증 상태로 몇 달을 지내다가 정상 모드로 돌아오는 케이스를 많이 보았다. 나도 증세가 호전되면서 그런 적이 여러 번 있었다.

나의 경우 경조증 초기에는 수면 시간이 줄어든다. 밤에 컴퓨터로 일을 하는 시간이 늘었고, 사업적인 계획을 세우거나 나 자신만의 철학적인 사고에 몰입하는 시간이 많아졌다. 특히 형이상학적이거나 영적인 것에 대한 생각을 내 나름대로 정리해가는 특성을 보이곤 했다.

정상적인 상태에서 볼 때, 그럴 듯하기도 하고 일리 있는 내용도 많이 있으나 현실성이 부족하고 약간은 비약적인 사고가 작용했음을 알게 된다. 평소 같으면 무시하고 그렇게 몰두하지 않을 일을 경조증 시기 중후반에는 상당히 몰두하게 된다.

이와 같이 경조증 시기에는 자신이 평소에 잘 시도하지 않는 일들에 대해 호기심이 강하게 유발되며, 각 환우의 특성에 따라 관심과 에너지가 증폭되는 경향이 있다. 의학적인 지식을 빌리면 우선 도파민(dopamine)의 과다 분출이 주요 원인이라고 한다.

초콜릿, 커피, 담배 등은 도파민 분비를 촉진시키고, 사람의 기분과 감정을 상쾌하게 만드는 작용을 한다. 부족하면 우울증이 증폭되며, 많아지면 경조증이나 극조증으로도 갈 수 있는 도파민은 많아도 적어도 안 되는 호르몬이다. 도파민은 중추신경계를 흥분시켜 몸의 교감신경을 활성화하고 몸을 각성시키는 역할에 기여한다. 그래서 혈압이 비교적 높아지고 몸은 각성 상태가 된다. 이는 부교감신경계가 위축되었다는 뜻이기도 하다.

이야기가 너무 전문적인 쪽으로 진행되었는데, 의학적이고 메커니즘적인 이야기는 차후에 다루기로 하겠다. 아무튼 이런 각성 물질의 과다 분비로 인해 뇌는 흥분 상태에 있고, 중추신경계는 흥분 상태에서 평소와는 다른 행동 패턴을 보이게 된다.

이로 인해 이어지는 일련의 행동들은 주변인에게 결례나 실수를 범하기 쉬운 상태가 된다. 성적으로도 민감하고 용감해져 이성에게 관심이 높아지며, 병세가 조금 지나치면 윤리적인 사람도 평소 자신의 가치관에 반하는 성적 행동을 하게 되는 경우가 종종 있다.

조울증은 이렇듯 활동적인 특성으로 인해 과소비를 한다거나 여러 가지 실수와 결례를 저지르게 함으로써 인간관계와 경제적인 문제로 삼중고를 겪게 만드는 경우가 허다하다. 본인이 저지른 실수를 거의 대부분 기억하기 때문에 그로 인한 수치심, 자괴감, 모욕감 등이 또 한 번 환우를 괴롭히게 된다.

그리고 조울증의 심한 폭풍이 지나간 뒤에는 평이한 상태가 오기보다 바로 우울증의 비탈로 내려가기 때문에, 자신의 실수와 괴상한 행동이 더 창피하여 숨어버리고 싶은 충동에 사로잡히게 된다. 우울증은 대외적인 실수는 별로 하지 않아서 자신의 고통은 엄청나도 실수나 결례, 경제적인 손실은 비교적 적은 편이다. 그러나 조울증은 우울증과 경조증, 극조증을 다 경험하기에 더 힘들고 더 큰 문제를 유발할 가능성이 높아진다.

미국의 톱 가수 브리트니 스피어스가 잘 나가다가 갑자기 이상행동을 하기 시작했는데, 그 뒤부터 그녀가 조울증으로 의심된다는 기사를 본 적이 있다. 노래, 외모, 춤 등 무엇 하나 빠질 것이 없는 톱 가수가 갑자기 백댄서와의 결혼을 발표하고, 삭발을 하고, 자살 시도를 하고, 몸이 뚱뚱해지는 등 자제력을 잃고 추락하는 모습을 보여주었다. 다행히 몇 년 후 다시 새 음반을 내면서 가수로 복귀했지만, 한때는 영원히 추락하여 재기하지 못할 것으로 보였다.

이렇게 스스로 자신의 이미지를 실추시키는 행동을 할 때에는 조울증을 의심해보아야 한다.

간혹 우울증 환자들 중 자신은 조울증이 아니라고 안심하면서 조울증과 선을 그으려는 심리를 가지고 있는 모습을 보이기도 한다. 그러나 조울증은 과수면적 우울증과 떼려야 뗄 수 없는 관계를 가지고 있다. 우울증 환우가 다 조울증으로 발전하는 것은 아니지만, 그 가능성이 매우 높기 때문에 잘 관리해야 한다.

우울증이 밤이라면 조증은 낮에 해당하고, 우울증이 동전의 뒷면이면 조증은 동전의 앞면과 같다. 그래서 하나가 발견되면 다른 하나도 튀어나올 가능성이 매우 높다.

그러나 전형적인 우울증을 겪고 있는 단극성우울증 환우의 경우에 조증이 오지 않고, 대개 공항장애나 불안, 초조, 불면, 강박, 신체형 장애를 호소하게 된다.

4
덤으로 사는 삶

내 나이 21세였던 1992년 겨울에 혹독한 급성 양극성장애로 2~3개월을 고통 속에서 보낸 내게는 1993년 봄의 평온함에 약간은 혼란한 마음과 감사한 마음이 공존해 있었다. 혼란한 마음은 내가 왜 그런 경험을 하게 되었을까 하는 종교적인 시각에서의 반추이고, 감사한 마음은 어찌 되었건 내 정신을 다시 찾을 수 있어서였다.

마치 천지개벽이라도 된 것 같은 착각에 빠졌던 날들. 내가 세상을 구원해야 할 막중한 임무를 부여받은 듯한 메시아망상. 우리나라를 위해 몸 바쳐 싸운 독립군 등 위대한 인물들이 오버랩되어 나의 목표와 의지가 되어가고 있었던 시기.

그리고 그 혼란한 고통 속에서 메시아가 겪어야 할 고통이라는 착각 속에 나에게 가해진 구타나 속박을 영웅이 거쳐야 하는 한 과정으로 받아들이며 감내하려고 했었던 시간들.

십대 중후반부터 기독교에 깊이 몰두하여 세상의 불완전함과 선악의 대결, 천사와 악마의 대결과 신의 구원의 섭리를 깊이 묵상하던 것이 정신착란 상태에서도 그대로 반영되어 무의식과 조울증이 가미된 의식이 혼재되어 나타났다.

1993년 봄, 혹독한 겨울의 폭풍우 같은 시기가 지나고 봄과 같은 평온함이 찾아왔다. 내가 약간 모자란 사람처럼 피식피식 웃으니까 누군가가 내게 "뭐가 그리 좋아서 웃어?"라고 물었다. 나는 "살아 있다는 것이 고마운 일이잖아"라고 대답하며 해맑게 웃었던 기억이 난다. 모든 것이 감사하게 느껴졌다.

내가 정신이 이상한 상태에서 새벽녘에 고속도로로 뛰어든 적이 있었는데, 화물차가 서지 않았다면 나는 죽었을 것이다. 나는 내가 죽어서 영혼으로 살고 있다고 여겼기 때문에 차가 나를 통과하여 그냥 지나갈 것으로 생각하고 있었다. 그때 내게는 죽음도 그렇게 두려운 것이 아니었다.

우울증으로 힘들어할 때에는 그토록 침울해지고 무감각해지고 모든 것이 힘들고 우울하게만 느껴졌다. 반면에 심한 급성 양극성장애였을 때에는 마치 폭풍우가 치는 겨울밤처럼 기쁨, 슬픔, 비애감, 혼돈, 황홀감 같은 갖가지 감정이 교차하였다.

다시 찾은 평안

1993년 가을이 되면서 나는 내 자리를 찾아가고 있었다. 그전에는 몰랐던 평화와 감사의 마음이 내 가슴속에서 흘러나왔다.

그 가장 큰 이유는 죽을 상황에서 다시 살아났다는 사실 때문에서였다. 지금도 생각하면 아찔한, 고속도로에 뛰어들었던 사건. 자칫 죽을 수도 있었던 그때를 생각하면 지금도 가슴이 떨린다.

이렇게 죽을 사람이 살았으니 감사한 마음은 어쩌면 당연한 것인지도 모른다. 한마디로 덤으로 사는 삶인 것이다.

그러나 이유와 조건이 충족되어 감사한 마음이 드는 것만은 아니라고 본다. 더 중요한 것은 조울증의 불균형한 호르몬 상태가 서서히 잡히고 정상화되었기 때문이다. 객관적인 상황을 비교적 정확히 인식하고 감정을 처리할 수 있는 것은 심한 우울증이나 조울증 상태에서는 불가능하다. 어떤 마음을 먹어서 기분이 상쾌하고 긍정적이 되기보다는 몸이 건강해지니까 그런 마음 상태가 되는 것 같다.

삶과 죽음의 경계선에 머물다 온 사람들이 그러할까? 그저 살아 있다는 것이 감사하고 또 감사한 일이었다. 삶의 목적은 성공이 아니었다. 살아서 숨을 쉬고 살아 있음을 느끼는 것이 가장 중요한 것이라는 느낌이 들었다.

이 단순한 진리를 왜 몰랐을까 하는 생각이 들 때마다 가끔씩 모자란 사람처럼 피식피식 웃었던 것 같다. 세상이 새롭게 보였다. 새들도, 풀들도, 꽃들도, 사람들도 다 예쁘게 보였다. 그러고 보면 세상을 보는 것은 우리의 눈이지만, 어떤 감정으로 보느냐에 따라 느끼는 감흥은 전혀 다른 것이 되고 만다.

그저 감사하고 또 감사하여 그 뒤로는 욕심도 없이 살았다. 가정에 대한 책임감도, 개인적인 성취나 노력도 뒤로 미루기로 했다. 엄밀히 말하면 미루었다기보다 삶에 그것이 중요하지 않다고 느꼈던 것 같다.

그때의 그 기분과 감정이 참 옳았다는 생각이 든다. 치열한 세상에서의 생존경쟁과 살기 위한 몸부림은 정신 건강에 해로운 것이기 때문이다. 욕심보다는 자족을, 경쟁보다는 자기만의 길을, 목표 지향적이기보다는 삶을 순응하고 매일매일 감사하는 마음이 정신 건강에는 더욱 좋다.

목표를 위해 밤을 새우고, 졸음을 쫓기 위해 커피를 몇 잔씩 마시고, 일에 몰두한 나머지 식사를 건너뛰거나 대충 인스턴트식품으로 해결하는 생활 습관은 결국 정신 건강에 타격을 가하는 자해 행동이 된다. 어찌 보면 내 몸의 1차 가해자는 자기 자신인 경우가 대부분인 것 같다. 그래서 목표 지향적이고 경쟁이 치열한 사회에서는 많은 부작용이 따르게 된다.

1993년부터는 그저 삶을 자족하고 순리에 맡기며 살았다. 교회에도 다시 나가고, 직장도 다니고, 미루었던 공부도 하고, 읽고 싶은 책도 읽었다. 2000년 11월에 재발이 되기 전까지 약 8년 동안은 내게 정신적으로 참 평온하고 안정된 시기였다. 누구와 트러블을 일으킨 적도 없거니와 나 스스로 우울함에 빠져 허우적거린 적도 없었다.

책을 읽고, 일을 하고, 노래를 들으면서 보통 젊은이들처럼 살았다. 비교적 스트레스도 받지 않고 살았다. 과식하는 일도 없었으며, 다이어트를 한답시고 밥을 덜 먹는 적도 없었다. 그리고 어떤 목표를 위해 밤을 새우거나 커피를 과다하게 마시며 각성을 유도하는 일도 거의 없었다. 대인관계에서도 문제되거나 어려움을 겪은 적이 없었다.

폭풍우가 지나간 화창한 하늘

폭풍처럼 몰아쳤던 어려운 시기가 지나고 사회에 복귀했을 때, 아무도 나에게 그런 고통의 과거가 있었던 것을 몰랐다. 평온한 내 얼굴, 부드럽고 논리적인 어투, 약간은 깔끔해 보이는 이미지 때문인지 내게 정신 질환으로 문제가 있었던 것은 아무도 눈치를 채지 못했다. 나 자신마저도 과거의 상처와 고통을 남의 일처럼 잊어가고 있었을 정도였다.

그러나 병이 회복된 뒤 1~3년 동안은 내가 겪은 그 고통들의 과정에 어떤 신의 섭리가 있는 것이 아닐까 자꾸 반추해보게 되었다. 내가 이러한 경험을 하게 한 것은 신께서 무언가 시키실 일이 있었기 때문은 아닐까? 그런 생각을 좀처럼 떨쳐버릴 수 없었다. 그 해답을 얻지는 못했으며, 풀리지 않는 숙제로 남겨둔 채 나는 일상을 살고 있었다.

그러나 가끔씩 어머니가 하신 말씀이 떠올랐다.

"네가 그런 경험을 한 것은 그런 병에 걸려 고통을 받는 사람들을 위해 하나님의 뜻이 작용하신 것일 거야."

신앙심이 깊으셨던 어머니는 종종 그런 말씀을 하셨다. 그러나 그 당시의 내가 무엇을 어떻게 할 수 있으며, 어떻게 남을 도울 수 있단 말인가? 나는 그것이 무슨 병인지도 잘 몰랐으며, 더구나 어떻게 치료하는지는 전혀 알지 못했다. 그런 내가 무슨 일을 할 수 있다는 말인가?

나는 1992년에 있었던 그 질병으로부터 점점 멀어져가고 있었다. 그리고 그 당시에는 그것이 질병이라는 확실한 인식이 부족하여 그것이 어떤 신비한 체험일 수도 있다고 더 많이 생각했다. 질병이 아닌 특별한 체험 같은 것 말이다. 그래서 그것을 종교적인 체험과 자꾸 연결을 지어 생각하는 습관이 있었다.

그 당시에는 퍼스널컴퓨터도 드물었을 뿐 아니라 인터넷은 있지도 않은 때였다. 그래서 지금처럼 우울증, 조울증, 정신착란이란 단어만 치면 실시간으로 검색되는 시기가 아니었기 때문에 질병에 대한 이해나 정보도 얻기 어려웠다.

그렇다고 정신과에 가서 자세히 상담을 해야겠다는 생각은 아예 하지도 못했었다. 아픈 상태가 계속 반복된 것도 아니고, 병원에 대한 신뢰도 그렇게 높지 않았기 때문이었다.

아무튼 덤으로 사는 삶은 평화롭고 즐거웠다. 여유가 있었고, 마음을 비우고 사니 스트레스도 덜 받았다. 스트레스를 덜 받으니 생활도 불규칙하지 않고 일정하게 유지되었다.

5
사랑해도 될까요

한 개인의 이야기를 하는 데에는 많은 모험이 따른다. 어쩌면 이 책을 쓰는 일 자체가 나에게는 사회생활에서의 걸림돌이 될 수도 있다. 병을 이겨내고 책까지 낸 사람이라고 높이 평가할 사람도 있겠지만, 그것을 문제 삼아 나를 험담하는 사람도 있을 수 있고, 직장이나 사회 진출에서 불이익이 초래될 수도 있기 때문이다.

여타의 질환과 달리 정신 질환을 앓은 적이 있는 사람들은 보통 그 일을 숨기는 것으로 자신을 보호한다. 자신의 프라이버시를 공개하는 일은 상당한 신념과 용기를 필요로 한다.

우울증이나 조울증에 걸린 많은 분들이 결혼에 대한 고민에 빠지게 된다.

"조울증은 유전된다는데, 결혼하면 내 아이도 혹시……"

통계에 의하면, 한 쪽 부모에 조울증이 있는 경우 자녀의 30%가 조울증에 걸릴 확률이 있다고 한다. 그리고 두 부모가 모두 그런 경우에는 그 확률이 더욱 높아진다고 한다. 여기에서 엄청난 딜레마가 생긴다.

결혼은 본능적인 것이고 한 인간에게 최고의 욕구일 수 있기 때문에 배우자에게 이런 사실 자체를 숨기려고 할 수도 있다. 아니면 자신에게 일어난 일을 병이 아니라고 부정함으로써 자신을 정당화하고, 자신은 환자가 아니라는 보호막을 치는 방어기제를 취할 수도 있다.

그런데 한 번이기는 해도 극심한 양극성장애로 고생한 내가 운명처럼 배우자를 만나게 되었다. 이 장에서는 모두가 궁금해할 그 이야기를 하려고 한다.

운명적인 우연한 통화

1998년 가을의 어느 날 아침, 여느 때처럼 난 직장에서 업무를 보고 있었다. 휴직 상태에 있는 동생의 취업 때문에 막간을 이용하여 신문에서 관련 회사의 구인광고를 보고 전화를 걸었다. 그런데 낯익은 여성의 목소리가 들렸다.

"저, 혹시 정안식 형제님?"

얼마 전까지 다니던 교회의 청년 예배에서 가끔 본 적이 있는 자매였다.

전화 통화를 하는 순간, 나는 두 번 놀라게 되었다. 첫째는 같은 지역이기는 해도 그 자매가 나와 같은 업종의 회사에 근무하여 우연히 통화가 되었다는 것이고, 둘째는 통화를 하면서 예사롭지 않은 만남이 이어질 것 같은 신비로운 느낌이 전율처럼 들었기 때문이다.

그 자매에 대해 좀 더 자세한 서술을 하자면, 이미 말했듯이 전에 다녔던 교회의 청년 예배에서 여러 번 본 적이 있었다. 그 당시 내 나이가 27세 후반이었으니까 배우자에 대해 기도를 드리고 있었으며, 마음에 드는 상대가 있으면 눈여겨볼 때였다.

되돌아보면 나는 20세 초반부터 배우자에 대해 기도를 드렸다. 재혼이나 이혼한 분들을 보면 왠지 불행하게 느껴졌고, 나는 그렇게 되고 싶지 않았다. 특히 이혼은 서로에 대한 지울 수 없는 아픔이며, 그 자녀들에게도 큰 불행이 되기 때문이었다.

어린 나이에도 그에 대한 걱정이 컸던지, 20세 초반부터 나는 간헐적으로 기도를 하게 되었다.

"하나님, 내 배우자에 대해 기도합니다. 내 성격과 내 스타일, 내 모든 것을 잘 아시죠? 굳이 세세하게 기도하지 않아도, 제게 가장 합당하고 가장 적합한 배우자를 만나게 해주실 줄 믿습니다."

한창 혈기 왕성한 시기에 이성에 대한 막연한 호기심이나 끌림이 있을 때면 나를 통제하고 바른 선택을 하기 위해 종종 이런 기도를 드렸으며, 그 기도가 꼭 이루어질 것이라는 막연한 믿음이 들곤 했다.

구약성서 잠언서에 보면 이런 구절이 있다.

'집과 재물은 조상에게서 상속하거니와 슬기로운 아내는 하나님께로서 말미암느니라.' (잠언 19장 14절)

또 잠언서에는 이런 구절도 있다.

'다투는 여인과 큰 집에서 사는 것보다 움막에서 혼자 사는 것이 나으니라.' (잠언 21장 9절)

나는 잠언서에서 다투는 여성과 사는 것이 큰 해악이라는 말씀을 많이 보면서 결혼이 매우 중요하고 어려운 일이라는 것을 직감했다. 젊은 혈기에 외모나 정분에만 끌려 결혼을 해서는 평생을 후회하게 될 것이라는 걱정과 두려움 같은 것이 있었다. 그래서 낯선 이성과의 만남이 있을 때에는 더욱 그 부분을 생각하게 되었다.

그리고 나의 부친(아버지는 내 나이 15세에 세상을 떠나셨다)이 평소에 말씀하시기를 남자는 30세 이전에 결혼하는 것이 좋지 않다고 하셨는데, 어린 나이에도 나는 그 말씀을 마음에 담게 되었다. 그래서 입버릇처럼 가족들에게 나는 30세 이전에는 절대로 결혼하지 않을 것이라고 말했던 기억이 난다.

그래서 그런지는 모르겠지만, 내 나이 30세가 되던 해의 봄 식목일에 결혼을 하게 되었다. 그러고 보면 말의 위력이 대단하다는 생각이 들곤 한다.

그렇게 통화를 한 뒤, 그 자매가 교회 청년회장을 맡는 바람에 여러 가지 이유로 빨리 친해지게 되었다.

그런데 생각해보면 우리를 이어준 전화 사건이 있기 훨씬 이전부터 나는 그 자매에게 관심을 두었던 것 같다. 그래서 가끔 말을 걸기도 했는데, 다른 자매들과는 달리 반응이 매우 차가웠다. 내게 관심이 전혀 없었던 것이다. 하지만 내게는 여전히 알 수 없는 끌림이 있었는데, 차가운 반응 때문에 더 이상 다가갈 방법을 찾지 못하고 있었다.

그런데 그 한 통의 전화로 서로에 대한 시선이 달라지기 시작했다. 일단 다니는 교회가 같았고, 청년들 예배 모임에서 자주 만날 수 있었으며, 신앙이 같았기 때문에 쉽게 친해질 수 있는 여지가 충분했다.

내게는 이성을 진지하게 사귀기 전에 몇 가지 원칙이 있었는데 그 중의 하나가 신앙이 같은 사람을 만나기로 한 결정이었다.

또한 그녀가 청년회장을 맡아 힘겨워 보이면서도 열심히 노력하는 모습이 그전에 내가 알고 있던 이미지와는 사뭇 다른 것이어서 더 호감이 갔다. 나 역시 다른 청년들보다 비교적 교회 일에 협조적이었고, 목회자 집안에서 자란 습관이 몸에 배어 있어 그런 모습과 태도가 그녀에게 가산점으로 작용했던 것 같다.

신기한 꿈과 해몽

한 통의 전화가 우리의 만남과 연결의 끈이 되어준 것은 사실이지만, 나는 그것이 내가 드린 기도의 응답이라고는 확신할 수 없었다.

그런데 그 자매와 사귄 지 7일쯤 지났을 무렵, 이상한 꿈을 꾸게 되었다. 꿈속에서 나는 한 마리 큰 사슴을 보았고, 누군가에게 만 원을 주고 화로(실제로는 더 값이 나가는 것으로 보였지만)와 바꾸었다.

잠에서 깨었을 때, 내가 강하게 직감한 것은 그것이 내 배우자에 대한 꿈이라는 확신이었다. 그런데 사슴은 그런대로 해몽이 되지만, 활활 타오르는 화로를 만 원을 주고 산 것은 어떤 의미인지 알 수 없어서 그냥 마음에만 담고 있었다.

그런데 그 꿈을 꾼 바로 그날 저녁의 일이었다. 교회에서 자매랑 마주할 일이 있었는데, 희한하게도 한 낯선 남자가 전자기타를 들고 우리가 대화를 나누고 있던 소모임실로 들어왔다. 그 남자는 40대 초중반으로 보였는데, 교회의 신자가 아니고 어쩌다 그곳을 지나가게 된 행인이었다.

그는 약간 술에 취한 상태였는데, 전자기타를 맡길 테니 차비를 하게 만 원만 꾸어달라는 것이었다. 그때 나와 몇 명의 자매들이 그곳에 있었지만, 취기가 올라 자꾸 무언가 입속말로 중얼거리는 그 남자를 상대할 사람은 나밖에 없었다.

나는 그에게 일단 집으로 가고 나중에 기타를 가져가라면서 만 원을 내밀었다. 그는 교회에서 재워달라는 등 횡설수설하여 자매들을 당황하게 만들었다. 나는 차분하게 그를 설득하여 교회에서 나오게 하고, 내 차에 태워 버스터미널까지 데려다주었다.

그 당시에는 경황이 없어 잘 몰랐는데, 나중에야 그것이 꿈에서

본 것과 일치한다는 사실을 깨달았다. 그 꿈은 그녀가 나의 배필이 될 것이라는 해몽으로 연결되었고, 내가 드려온 기도의 응답임을 느끼게 되었다.

나중에 지금의 내 아내가 나에게 들려준 말이지만, 그날 내가 차분하게 행인을 대하는 모습을 보고 강한 호감이 생기더라고 했다. 그 뒤 우리는 급속히 친해지기 시작했으며, 며칠이 지나서 공식적인 데이트와 함께 사랑이 싹트기 시작했다.

우리는 100일 동안 사귀어보기로 약속하고, 그 뒤에 더 사귈지의 여부를 결정하기로 했다. 그때야말로 정말 연애다운 연애를 한 것 같다. 그전에도 스쳐가듯 한두 사람을 만난 적은 있었지만, 사귀어보자고 약속하고 사귄 적도 없거니와 마음을 열고 대화를 나눈 사람은 없었다.

100일이라는 시간은 참 빨리 지나갔다. 강한 끌림과 운명 같은 사랑을 느끼는 순간들이 이어졌다.

만난 지 얼마 지나지 않았을 때, 나는 예전에 정신착란을 겪었다는 사실을 털어놓았다. 대수롭지 않은 태도로 이야기한 내 모습도 영향을 미쳤겠지만, 지금의 아내도 대수롭지 않은 이야기로 받아들이는 느낌이었다.

사랑은 신의 축복

사실은 엄청난 경험이지만 이미 오래 전에 지난 일이고, 그것이 무슨 병이며 재발이 오는지도 거의 아는 것이 없었기 때문에 나도 그리 심각하게 이야기하지는 않았던 것 같다. 그러나 그 이야기를 한 것은 결혼할 배우자에게 나에 대한 정보를 숨겨서는 안 된다는 생각이 있어서였다. 어쩌면 그 질환에 대한 막연한 불안감 같은 것이 있었는지도 모르겠다.

사람이 태어나서 누군가를 사랑하고 사랑받는다는 것은 신의 축복이자 삶의 의미 가운데 가장 중요한 부분을 차지한다고 생각한다. 사랑이 없는 삶은 삭막한 사막과도 같을 것이다.

신은 사람을 온전한 한 개체로 만드셨지만, 혼자서가 아니라 둘이서 삶을 이어지게 해놓으셨다. 그래서 성서에 나오는 이삭이 그러했듯이 하나님이 짝지어주신 것이 가장 축복된 만남이라는 생각이 들었다. 어떤 이들이 사랑을 몸의 화학 반응이라고 한 말은 신성한 만남과 진정한 사랑을 갈망하는 우리의 영혼에는 거리감과 거부감이 드는 말일 수밖에 없다.

비록 내가 가진 것은 아무것도 없었지만, 지금의 아내는 나를 사랑하고 언제나 믿어주었다. 내가 하려는 일이면 도우려고 했고, 힘든 일도 기꺼이 스스로 맡아서 하곤 했다. 우리의 사랑은 점점 무르익고 있었다.

그런데 위기가 찾아왔다. 1992년 말에 발병했던 그 병이 2000년 11월에 다시 나를 덮쳐왔다.

그때 나는 늦은 나이였으나 대학에 가기 위해 입시학원을 다니고 있었다. 특별히 스트레스를 받지도 않았고 과로도 없었다.

단지 지금 생각해보면 혼자 고시원 비슷한 곳에서 지내면서 식사를 제대로 하지 못했고, 커피를 좀 많이 마셨던 것 같다. 또 컴퓨터를 다루느라 수면 시간이 짧았던 것도 마음에 걸리는 부분이다. 다른 이유가 있을 수도 있겠지만, 8년 동안 아무 이상이 없다가 그 시점에서 재발한 데에는 섭생과 수면이 가장 큰 문제점이었으리라는 생각이 든다.

우울증 없이 조울증이 바로 시작되었다. 약간의 경조증 상태를 유지하다가 조울증으로 진행되었다. 처음에 발병했을 때보다는 상태가 좀 나았던 것으로 기억된다.

재발 과정을 말하자면, 처음에는 수면 시간이 줄고 활동성이 좋아진다. 그리고 현실적인 업무에 소홀하게 된다. 남들이 볼 때에는 잘 눈치를 채지 못할 수도 있다. 그리고 세상이 좀 색다르게 느껴진다. 역동적으로 보이거나 생생하고 선명하게 다가오는 느낌을 받는다.

우울증이 세상이 죽어 있는 듯이 우울하고 무거워 보인다면, 경조증 또는 조울증의 시작은 도파민의 과다 분비로 인해 반대 현상을 목격하고 느끼게 된다. 그러면서 마음의 동요가 일어나고 생각과 의식의 변화도 일어난다.

처음에는 경조증이기 때문에 일정한 논리도 있고, 상대를 설득시키는 힘도 가진다. 그러나 증상이 극도로 올라갈수록 지금까지 살던 세계가 죽어 있는 것으로 느껴지고, 지금 자기가 만나는 현실 세상이 진짜 세상이라는 생각이 지배하게 된다.

도파민의 엄청난 분비로 뇌는 인식과 지각의 오류를 일으키며, 수많은 관계망상적 사고가 따라오게 된다. 결혼 전의 내 아내는 나의 재발과 그로 인한 여러 증상들 및 심각한 모습을 보게 되었다.

재발이 되어 처음과 달랐던 것은 내 스스로 병원을 찾아갔던 점이다. 그만큼 내 상태가 이상하다는 것을 느꼈기 때문이다. 검사를 좀 해달라고 부탁했더니, 의사는 내 상태를 보고는 심각하다고 판단하여 수면제 같은 주사를 놓아주었다.

나는 그 길로 즉시 입원하게 되었다. 병원에 들어간 지 보름 정도 지나서야 내가 무슨 병에 걸렸는지, 망상으로 내가 착각하고 있던 부분에 대해 알게 되었다.

병원에 한 달 정도 있다가 퇴원하였다. 약 덕분에 급격히 조울증 증세가 잡혔지만, 부작용으로 손이 심하게 떨리고, 얼굴이 붓고, 말도 잘 할 수 없는 상태가 되어 있었다. 앉으면 일어나고 싶고 일어나면 앉고 싶으며, 괜히 여기저기 종종걸음으로 걸어 다니는 모습은 영락없이 바보 그 자체였다(가성파킨슨증후군).

두 달 정도 지나서야 남들은 거의 알아볼 수 없을 정도로 회복되었다. 그리고 병원에서 나온 지 3개월 만에 처가에서 결혼 이야기가 나왔고, 상견례를 급히 하고 그해 봄에 결혼까지 하게 되었다.

욕심 없는 순수한 사랑

계산적인 여성이라면 이것저것 따지고 결혼을 미루었을 법도 한데, 아내는 나와의 결혼을 일말의 망설임이나 주저함 없이 결정했고 행복해했다. 지금 생각해보면 무엇을 믿고 선뜻 나와 결혼해주었는지 고마울 뿐이다.

나는 어려서부터 별로 운명을 믿지 않았지만, 아내를 만나게 된 인연을 생각하면 운명이나 운명 같은 사랑이 있다는 것을 믿게 된다. 자로 잰 듯이 설계되고 조건을 따져서 하는 그런 사랑이 아니라 운명적인 배우자를 만나서 서로 사랑하고 서로 지켜준다면 그것이 가장 아름다운 사랑일 것이라고 믿는다.

내 짤막한 러브 스토리가 환우들에게 어떤 모습으로 전해졌을지는 잘 모르겠지만, 희망과 용기가 되어주기를 기대해본다.

설혹 사랑하는 사람을 못 만나더라도 '사랑'이라는 그 의미와 행위 자체를 포기하고 던져버릴 필요는 없다. 아니, 절대로 버려서는 안 된다. 오히려 굳게 붙잡고 간직해야 한다. 욕심이 섞이지 않은 순수한 사랑은 초월적인 용기를 갖게 하며, 영혼을 정화하고 질병을 치유하는 힘이 있다.

마지막으로 내가 여러분께 전하고 싶은 것은 성서에 나오는 이 말씀이다.

'남편들아, 아내 사랑하기를 그리스도께서 교회를 사랑하시고 그 교회를 위하여 자신을 주심같이 하라.' (에베소서 5장 25절)

남녀가 동등하다고 하지만, 생리적으로 여자는 남자보다 여러 면에서 여리고 약하기 때문에 남자에게 의존적이고 보호를 받으려는 경향이 있다. 그리고 여성의 본질상 자기를 지켜주고 희생하는 남자를 사랑할 수밖에 없다.

이것은 자신의 아버지가 자신을 위해 그런 삶을 살았던 것이 그대로 축적되어 있기 때문이기도 하거니와, 사랑의 감정은 자신을 향한 상대방의 희생을 통해 증명되기도 하기 때문이다.

결혼의 연륜은 별로 많지 않지만, 결혼을 할 때에는 오직 사랑하는 사람과 하라고 말하고 싶고, 가급적 순수한 동기와 마음으로 사랑하라고 말하고 싶다.

요즘도 본인이 운영하는 네이버의 조울증 카페에서는 많은 사람들이 결혼해도 되는지, 지금 사귀는 사람과 계속 만나야 하는지에 대한 질문들이 계속 올라온다. 그 질문에 대한 정답은 본인만이 알 수 있다고 본다. 걱정하지 말고 결혼하라고 독려할 수도 없고, 그렇다고 병이 있으니까 하지 말라고 말해줄 수도 없다.

사람들은 대부분 생로병사의 과정을 겪는다. 올 때에는 순서가 있지만, 갈 때에는 순서가 없다. 서로에 대한 애정과 사랑의 정도에 따라 선택은 달라질 수 있다고 본다. 인생은 어느 것으로 채워도 완전할 수는 없다.

부족함이 많은 것이 세상이며, 우리 모두는 하나의 세균으로도 죽을 수 있는 나약한 존재들이다. 그러나 병이 있다고 해서 사랑을 포기하라고, 삶을 포기하라고 말할 자격은 그 누구에게도 없을 것이다. 어떻게든 질병과 싸워 이겨내라고 말하고 싶다.

조울증으로 힘든 날들을 보냈지만, 지금 내 옆에는 사랑하는 아내와 씩씩한 아들과 귀여운 딸이 있다.

마지막으로, 크리스천이 아닌 분들에게는 너무 기독교적인 언어와 인용 구절을 사용한 것에 대해 넓은 마음으로 이해해주기를 바라는 바이다.

6
마니아(mania) 증세와 잘못된 생활 패턴

mania의 어원

무언가에 심취할 수 있다는 것은 행복이다. 그리고 그 심취가 자기 개발과 성취로 이어진다면 그보다 더한 만족이 어디 있겠는가?

그러나 건강하지 못한 몰입과 열정도 있다. 조증을 영어로 mania 또는 manic이라고 한다. 무언가에 몰두해 있고 열중하는 사람을 보통 우리는 '마니아'라고 한다. 내용이 건설적이고 생산적일 때에는 보통 좋거나 훌륭한 의미로 통용되는 말이다.

그리고 나쁜 의미로 비슷한 말을 할 때에는 보통 '중독자(홀릭)'라는 표현을 많이 쓴다. 무언가에 몰두해 있는 모습은 아름답고 멋지기까지 하다. 그러나 건강한 몰입인지, manic 상태인지, 중독인지 잘 살펴볼 필요가 있다.

우리나라 속담에도 '지나침은 부족함만 못하다(過猶不及)'라는 말이 있다. mania 즉 광(狂)이라는 것은 문자에서도 드러나듯이 정신이 온전하지 않음을 나타내는 말이다.

mania의 어원은 그리스에서 유래했다고 전해진다. 술과 광기의 신 디오니소스는 매년 디오니소스 제전을 통해 사람들을 일탈과 광기로 초대했다. 디오니소스를 열렬히 추종한 사람들의 대다수는 억

눌려 지내던 여성들이었으며, 이 여자들을 광란하는 여자들이라는 뜻으로 MAINADES라고 불렀다고 한다. 단수형은 MAINAS인데, 여기서 mania란 말이 생겨났다.

이렇듯 mania는 열렬한, 광기 어린, 미쳐 있는, 치우쳐 있는 등과 같이 그렇게 좋은 뜻을 지닌 것으로 볼 수 없는 단어이다. 그러나 어원과 달리 우리나라에서는 그다지 나쁜 의미로 통용되는 것 같지 않고, 오히려 좋은 의미로 전달되는 느낌이 더 강하다.

봉사 활동 마니아

1992년 조울증이 처음 발병한 이후 한동안 아무런 증상이 없었다가 2000년 11월에 또 다시 재발하였다.

그런데 재발하기 전 일반적인 나의 상태와는 조금은 다른 행동 패턴이 있었다. 이것을 책에 써야겠다고 생각한 것은 급성 조울증이라도 뚜렷한 이상 증세를 보이기 이전부터 평소와 다른 감정적·활동적 패턴을 보인다는 것을 알리고 싶어서였다. 그리고 이를 인지함으로써 환우들과 보호자들이 상태를 가늠하고 대비할 수도 있을 것으로 생각하였기 때문이었다.

그러나 조울증이 오기 전에 모두가 필자와 같은 증상을 거친다고는 말할 수 없다. 각 사람의 몸 상태와 뇌 속에서 반응하는 호르몬의 변화, 그것에 영향을 주는 외부적인 요인이 어떻게 다른가에 따라 증상과 시기도 달라지기 때문이다.

그럼에도 불구하고, 내 이야기가 직간접적으로 조울증의 발병 패턴을 이해하는 데에 많은 도움이 되어주리라고 믿는다.

나에게도 사람들이 일반적으로 생각하는 mania 증세가 있었다.

그것은 중독이라고 하기에는 너무 건전했으며, 경조증이라고 하기에는 논리적이고 이성적이고 업무 수행 능력이 훌륭했다. 그것은 조증도, 중독도 아니었다. 약간의 자신감과 기대감과 도취 같은 것이었다.

조울증이 재발하기 3년 전에도, 2년 전에도, 1년 전에도 우울감 같은 것은 전혀 없었다. 오히려 2~3년 전부터 무언가에 몰두하고 깊이 빠져들게 되었다. 이것을 나는 의학 용어의 mania가 아닌, 일반적으로 통용되는 의미의 mania로 설명하고 싶다.

나는 1996년 말부터 작은 봉사단체를 하나 만들게 되었는데, 사람들과 어울려 봉사 활동을 하는 것이 너무 기분 좋고 행복했다. 누가 보아도 아름답고 선한 일이었으며, 잘못된 것이라고는 하나도 없었다. 순수하고 아름다운 뜻으로 젊은이들이 모여서 하는 활동이었다.

누군가는 내게 봉사대장이라고까지 별명을 지어주었다. 봉사단체를 꾸려가고 추진해가는 모습이 봉사 활동 마니아로 불러도 좋을 만큼 치중해 있었다. 취미로 가볍게 시작한 일이 나의 목표가 되었고, 사명이 되었고, 꿈이 되었고, 비전이 되었다.

비록 사회복지 전공을 하지는 않았지만, 지방에서 단체 이름이 널리 알려질 만큼 왕성한 활동을 하였다. 지역 방송은 물론 전국 방송에 나갈 만큼 전국적인 규모로 성장해가고 있었고, 비영리단체로 등록되어 지자체의 자금 지원을 받아 큰 행사도 치를 정도로 제법 규모나 시스템이 확대되었다.

여기서의 나의 정신적 문제점은 중독까지는 아니더라도 지나친 낙관성과 몰입성이 발휘되었다는 점이다. 거기에 창의성과 추진력까지 생겨나서 강력한 리더십을 발휘했다. 나는 내 삶의 목적과 의미를 찾았다고 생각했으며, 왜 이제 와서야 이런 깨달음을 얻었을까 하고 한탄하기까지 했다.

그러나 나의 내면을 생물학적인 관점에서 깊이 들여다보면, 나에게 약간의 각성 상태가 왔다는 것을 체험적으로 알 수 있다.

평소보다 좀 더 도파민이 많았을 것으로 추정된다. 도파민이 약간 증가하면 사물에 대한 연계성이 좋아지며, 그로 인해 창의성도 좋아진다. 또한 기분이 상쾌해지고 유쾌해지는 특성을 지니며, 성격은 매우 낙관적이 되어 여유와 유머러스한 특징도 나타낼 수 있다(모든 사람들이 다 그런 것은 아니지만, 조울증이 있었던 환우에게는 이러한 점을 유의할 필요가 있다).

우리가 무언가를 보면서 생각하는 것도 몸 상태에 따라 다르게 느껴지기 마련이다. 피곤하고 힘들 때에는 같은 문제라도 더 어렵게 느껴지며, 몸 상태가 최상일 때에는 아주 힘든 사건도 별것 아닌 듯이 감정 처리가 되는 것을 볼 수 있다.

우리가 보고 느끼는 것은 사실상 매우 주관적이며, 몸의 신호에 따라 다른 느낌으로 다가오는 것이다. 어쨌든 그 시기의 나는 우울한 감정을 느낀 적은 없었고, 오히려 어떤 도취감이나 성취감, 영감이 자꾸 떠올랐으며 핑크빛 미래를 그려내고 있었다. 내가 무엇을 많이 이루어내거나 가져서가 아니라 내 마음이 그런 확신에 불타고 있었다.

하지만 경조증처럼 과열된 상태는 아니었다. 약간 정열적이었다는 표현이 더 어울릴 정도의, 언뜻 보면 아주 매력적이고 유쾌한 성격을 유지하고 있었다. 남들에게는 단순히 '봉사 활동 마니아' 정도로 보일 수 있는 매력적인 모습이었다.

그러나 엄밀한 의미에서 그때가 가장 내가 주의하고 잘 관리했어야 할 시기였을지도 모른다. 심한 우울증과 심한 조증이 있듯이 경미한 우울증과 경미한 조증도 있다. 그리고 그보다 더 약한 약간의 우울감, 약간의 고양된 기분도 있다.

경미한 우울증과 조증에서는 타인이 잘 분별할 수 없을 정도로 일반인과 별 차이가 없다. 원래 그 사람의 성격인 것으로 보이기 쉽다.

그런데 그 이전 단계인 약간의 우울감이나 고양된 상태에서는 타인은 물론이거니와 스스로도 자기 자신의 상태를 전혀 알아차리기 어렵다.

조울증이 있게 한 행동 패턴

내가 아쉽게 생각하는 것은 그렇게 기분이 고양되어갈 때 잘 먹고 잘 자고 몸에 해로운 것을 삼가며 몸을 잘 관리했다면, 조울증이 고개를 들지 않고 수면 아래에 그대로 머물러 있었지 않았을까 하는 점이다.

내 몸에 우울증이나 조증이 잘 일어날 수 있는 유전적·체질적 나약함이 있다고 해도, 잘 관리되었다면 그 질환이 나를 삼키는 상황까지는 안 갔을 수도 있다고 본다. 운명처럼 꼭 그 시기에 그 병이 나에게 일어나야 했다고는 보지 않는 것이다.

이렇게 약간은 고양된 2년 이상이 지속되는 동안 나는 조울증을 불러내는 결정적인 실수를 범하게 된다. 평소와 달라진 환경에서 내 잘못된 습관을 교정하지 않은 것이 화근으로 작용했다. 나는 뒤늦게 대학에 진학하려고 원룸 같은 곳에서 혼자 살면서 입시학원을 다니게 되었는데, 그때부터 이전과 두드러지게 다른 생활 패턴이 있었다.

2000년 11월에 재발하기 7~8개월 전부터 평소와 달라진 행동 패턴은 아래와 같다.

첫째, 전에 없이 자판기 커피를 좋아하게 되었다(그리고 그 양이 늘었으며 커피믹스를 늘 애용했음).

둘째, 밤늦은 시간에 자게 되었다(일찍 잘 때도 있었으나 대체로 새벽 2~3시 사이).

셋째, 밥을 잘 챙겨먹지 않았다(아침을 거르고, 점심도 영양가 없이 먹기 일쑤였다).

넷째, 공상과 상상을 하는 시간이 많았다(잠이 안 오면 누워서 이것저것 상상하거나 계획을 세우는 등 실천보다는 공상이 많았다).

다섯째, 컴퓨터를 시작하면 상당히 오래 했다(인터넷 웹서핑 시간이 늘었고, 컴퓨터 게임을 하고 싶은 충동도 높은 편이었다).

1월부터 10월까지 이런 생활이 지속된 결과, 그해 11월 말경 갑자기 급성 조울증이 시작되었다.

7
악몽의 부활

망상과 착각

정신 건강에 좋지 않은 생활 습관과 제대로 식사를 하지 못한 시간들이 여러 달 지나면서 잠잠하던 조울증이 2000년 11월에 재발되었다. 1992년 가을에 첫 발병이 있었으니까 8년 만에 재발한 것이다.

재발했을 때의 첫 느낌들은 첫 발병 때와는 조금 달랐다. 지금 생각해보면 처음보다는 양호하게 발병했다는 생각이 든다.

재발했을 당시를 되돌아보면, 처음에는 내가 해야 하는 업무에 집중하지 못하고 여기저기 다른 곳에 관심이 가면서 갖가지 망상들이 생겨났다. 이를테면 지구의 종말이 얼마 안 남았다는 생각, 동물과 식물뿐만 아니라 광물 같은 것도 감정이 있을 것이라는 믿음, 성경 말씀이 마치 나를 위해 예언되어 있는 것 같은 착각, 메시아망상 등이 일어났다.

그리고 평소에 잘 만나지도 않았던 사람들을 만나러 다니는가 하면, 비애감과 희열감이 교차하는 것을 느꼈던 기분들이 생생하게 떠오른다.

한편, 관계망상이 높아져 자꾸 무언가와 연결을 지어 생각하고 있었다. 그것은 내가 그렇게 생각하고 싶어서도 아니고 자연 발생적으로 일어나는 것이었다. 길을 가다가도 사람들이 대화하는 것이 꼭 나와 연관된 이야기를 하는 느낌이 들어 한참 동안 엿들으면서 따라간 적도 있었다.

또한 기독교적인 환경에서 자란 탓으로 성경의 특정 구절을 자주 되풀이하면서 내 가치관의 표어로 삼기도 했다.

망상은 일종의 믿음체계이다. 종교망상이 경미할 경우 암시를 잘 받는 사람에게는 상당한 영향력을 행사할 수 있다는 것을 오랜 후에 알게 되었지만, 그 당시 나를 전폭적으로 신뢰하고 의지하던 지금의 내 아내는 내가 망상적인 증상이 있는 상태에서 성경 구절을 인용하여 무언가를 말하면 영향을 받기도 했다.

그도 그럴 것이, 그때는 경조증 상태였기 때문에 조울병에 대해 전혀 모르는 사람은 내가 발병했다는 것을 알지 못하는 상황에서 내 말과 행동을 수용했다. 아내뿐만 아니라 나를 알고 있던 어느 누군가에게도 상당히 권위적으로 부탁을 한 기억이 있다. 그 사람도 순종하듯이 내 말을 받아들이는 것을 보면서, 그런 상황들이 마치 나에게 어떤 신비한 능력이라도 생긴 것 같은 착각을 더하는 작용을 하기도 했다.

그러기를 약 20일 정도가 지나 상태가 더 심해진 나는 내 생각과 감정의 포로가 되어 이곳저곳을 이끌려 다녔다. 한 번은 서울까지 차를 타고 갔는데, 차를 어디에 두었는지 전혀 생각이 나지 않아서 애를 먹다가 일행의 도움으로 간신히 찾을 수 있었다.

나의 상태는 점점 악화되어 내가 메시아 같기도 하고, 악마라는 생각도 들었다. 상태가 심해지니까 성경도 팽개치게 되고, 하나님에 대한 적개심 같은 것이 생겨났다. 지금 생각해도 아찔한 상태였다.

그리고 과대망상뿐만 아니라 관계망상, 피해망상 같은 것도 생겨났다. 심지어 요한계시록에 나오는 일곱 머리의 짐승을 탄 여자가 나의 어머니라는 생각을 갖기도 하였다. 8남매였던 우리 형제 중 나를 제외한 7명의 형제가 일곱 머리라고 생각되었다.

스스로 입원을 결정하다

여기저기 돌아다니다가 하루는 내가 거처하는 아파트에 밤중에 돌아왔는데, 어머니가 나를 찾아오셨다. 그것을 어떻게 미리 알게 된 나는 빨리 도망쳐야 한다고 생각했다.

그래서 어머니가 타고 올라오실 엘리베이터를 피해 계단으로 내려가고 있었는데, 예상과 달리 어머니가 계단으로 올라오고 계셨다. 그런데 그때 나의 눈에는 어머니가 꼭 악마같이 보이는 것이었다. 시각의 무서운 왜곡이었다.

나는 그때 너무나 놀라고 겁이 났던 나머지 잠시 의식을 잃었다. 그리고 한두 시간이 흘렀을까? 나는 우리 집 3층 유리창을 열고 아래로 뛰어내려 탈출하려고 살피고 있었다(누나와 어머니가 그 방에 있었던 기억이 남). 그러면서 그날에는 해가 일곱 배 밝을 것이라는 성서의 말을 되뇌며 '밝아야 하는데 밤이 왜 이리도 어두운 것일까?'라고 생각했던 기억도 난다.

그다음 날 아침, 나는 촉감이 왜곡되는 환촉을 경험했다. 자꾸 내 손이 늘어나는 느낌과 내 옷이 짧아지는 느낌을 받았다.

그런데 그때 문득 병원에 가서 진단을 받아야겠다는 생각이 들었다. 나는 내가 사는 지역의 모 병원으로 갔다. 동행한 일행이 정신과가 있는 큰 병원으로 나를 데려다주었고, 나는 거기서 주사 한 대를 맞고 곧장 입원 처리가 되었다. 정신과 의사가 보기에 내 상태가 아주 심하다는 판단이 내려졌던 것이다.

재발하여 입원했을 때의 내 상태는 처음 음성 정신병원에 입원했을 때처럼 바보 같지는 않았다. 오히려 나보다 더 괴이한 행동을 하는 사람들을 보면서 나는 저 사람들과 다르다고 생각하기도 했다. 15일쯤 지나서야 내가 병에 걸렸고 치료 중이라는 것을 인식하게 되었다.

20일 정도 지나서 나는 퇴원을 하게 되었다. 2000년 12월 30일이었던 것으로 기억된다. 병원에서 나온 나는 지금의 아내와 함께 살려고 마련해놓은 아파트에 머물렀고, 주로 어머니가 나를 간호해주셨다.

그때 약의 도움으로 조울증이 급격히 잡히고 있었지만, 부작용으로 가성파킨슨증후군*이 나타나서 손이 몹시 떨렸다. 또 앉으면 일

---

* 가성파킨슨증후군(pseudo - Parkinson's sydrome) : 향정신병 약물로 나타나는 부작용
1. 신경계 부작용
① 가성파킨슨증후군 : 진전, 운동강직, 운동완서, 안면 무표정, 침흘림, 가속 보행 등의 증상 유발. 약의 용량을 줄이거나 항파킨슨 약물을 병용 투여하여 조절.
② 중추신경계 부작용 : 정좌불능증 긴장, 막연한 불안, 표현하기 어려운 불편감, 안절부절못함.
③ 근긴장이상증
④ 지연성 운동장애 : 협설저작증후군, 아직까지 뚜렷한 치료법이 없다.
⑤ 신경이완제 악성증후군 : 신경이완제 복용자의 0.5~1.0%에서 발생. 심한 근육 긴장, 고온, 혼비, 자율신경계장애, 신부전, 호흡부전, 검사상 creatinine phosphokinase, 간효소 증가.
2. 과도한 진정작용
3. 자율신경계 부작용 : 시력장애, 심계항진, 변비, 뇨정체, 초조, 불안, 입이 마르고, 힘이 없고, 어지럽고, 글씨가 겹쳐 보이는 등. 소변이 잘 안 나옴.
4. 내분비계와 성기능 부작용 : 체중 증가, 성욕 감퇴, 월경 이상, 유도젖이 나옴, 발기부전, 여성의 경우 월경이 없고, 젖이 나와서 임신했다고 착각하는 경우도 있음.

어나고 싶고 일어나면 앉고 싶어졌으며, 종종걸음을 하고, 자꾸 침이 흐르는 상황이 이어졌다. 손이 어찌나 많이 떨렸던지 거의 젓가락질을 하기 어려웠을 정도였다.

중추신경계의 이상 반응과 자율신경계의 이상으로 생기는 몸의 부조화 현상이었다.

그러나 약이 효력을 발휘하느라 그런 증상이 나타나는 것이지, 약을 먹는다고 계속되는 증상은 아니었다. 몸이 호전되기 이전에만 그런 증상이 있고, 차츰 나으면 약이 줄어들면서 그런 증상도 없어지게 된다. 아무튼 환자의 상태가 심할수록 그 부작용도 크게 나타난다. 퇴원하여 한 달 동안은 속절없이 바보가 된 느낌이었다.

축복 속의 결혼식

퇴원하고 2~3개월쯤 지나서 상견례가 있었다. 나는 좀 꺼벙한 상태에서 2월 말경에 장인어른과 장모님께 정식으로 인사를 드렸다. 3월 말부터 결혼 준비를 시작하였고, 4월 5일 식목일에 양가의 축복을 받으며 결혼식을 올렸다. 내가 심신 양면에서 기능이 떨어져 있었던 상태라서 아내가 모든 준비에 많은 신경을 썼다.

내가 입원했을 때, 아내는 어떤 사람으로부터 내가 평생 회복될 수 없을 것이라는 이야기를 들었다. 아내는 큰 충격을 받아서 하루 동안 입원하여 링거주사를 맞았고, 얼마나 놀랐던지 그 뒤 오랫동안 심장이 아팠다고 했다.

그러나 예상했던 것보다 빨리 내가 퇴원하고, 그 뒤 회복도 순조롭게 진행되자 아내는 죽었다가 살아난 사람을 만난 듯이 기뻐하며 감사해했다.

그 무렵의 아내는 나의 어머니의 신앙적 조언을 귀담아 들었다. 어머니는 내가 하나님께 돌아가면 회복될 것이라고 말씀하셨는데, 모태 신자인 아내에게 그런 말씀이 꽤나 설득력이 있었던 것 같다. 아내는 예전보다 신앙생활에 더 열성을 내게 되었고, 그로 인해 정말로 위안을 받는 것 같았다.

나 역시 퇴원한 뒤에 나의 병을 의학적·생물학적인 문제로 생각하기보다 신앙적인 문제로 보려고 했다. 내가 하나님 앞에서 무엇을 잘못한 것일까? 신앙심 깊은 사람이 정신 질환에 걸리면 누구나 나와 같은 생각을 하리라고 본다.

병원에서 주는 약은 일시적인 방편이지, 근본적인 해결책이라고 생각되지 않았다. 하지만 처음 발병했을 때처럼 약에 대한 거부감이 없었고, 약을 끊을 생각도 들지 않았다.

8
거듭되는 재발

 2000년 11월에 재발이 일어나 한바탕 홍역을 겪었는데, 2002년 4월경에 다시 조증 상태가 왔다. 개월 수로 따지면 14개월 정도밖에 안 지난 상태에서 재발이 된 것이다.
 이때는 2000년의 재발 이후로 줄곧 정신과 약을 15일 주기로 타와서 복용하고 있던 시기였다. 의사의 처방대로 약을 계속 먹고 있었는데, 14개월 만에 두 번째 재발이 일어났다.
 경조증이 시작되면서 약을 잠시 끊은 기억도 있다. 내가 보기에는 약을 안 먹어서 조증이 다시 왔다기보다 조증이 와서 사고의 변화를 일으켜 약을 먹지 않게 된 것으로 생각된다. 만약 중단하지 않고 계속 약을 먹었더라면 증세가 좀 더 완화되었을 것이라고 판단된다.
 나 자신이나 가족이 이를 빨리 체크하여 좀 더 자주 의사를 찾아갔더라면 약의 용량을 늘려 상태를 더 안정적으로 유도했을 것이라는 생각을 하게 된다. 그러나 아내는 직장을 다녔고 나는 나대로 활동을 하였기에 아내가 나를 따라다니며 잘 관찰하거나 보호할 수 없었으며, 경험 부족으로 어떻게 대처해야 하는지도 잘 몰랐다. 아마도 아내는 내가 다시 재발할 것이라고는 꿈에도 생각하지 못했을 것이다.
 2000년보다는 확실히 증상이 심하지 않았던 것으로 기억하지만,

관계망상과 여타의 망상이 나의 사고와 감정을 평소와 다르게 변화시키면서 나는 아주 센티멘털해졌다. 또한 나는 내 진정한 감수성이 살아나는 듯한 기분을 느꼈고, 지금이야말로 진정한 삶을 살고 있다고 생각했다. 조증이 오기 전의 세상이 흑백 TV였다면, 조증이 왔을 때는 마치 컬러 TV처럼 느껴져 그것이 진짜 삶(real life)이라고 생각되기에 이르렀다.

대개 조증 상태에서는 잠이 줄고 무언가에 몰두하는 성향이 생긴다. 나는 밤늦게까지 TV를 보거나 책을 읽었고, 즉흥적으로 생각나는 것들이 있으면 노트에 옮겨 적었다. 그리고 친하지도 않은 사람의 집에 불쑥 찾아가거나 여기저기 돌아다니는 등 일상에서 상당히 일탈된 행동을 보였다.

그러던 어느 날, 갑자기 서울에 사는 누구의 집에 가야겠다는 생각이 들었다. 나는 무작정 서울을 향해 떠났다. 가는 도중에 병천이라는 곳을 들르게 되었다. 병천은 3·1운동 당시 유관순이 대한독립만세를 부른 곳이었다.

그때 나는 관계망상 상태에 있었다. 병천 아우내 장터에 즐비하게 들어선 순대국밥 집들을 보고, 그 땅에 뿌려진 피 때문에 피로 만든 순대가 많이 팔리고 있다는 연상으로 이어졌다. 그렇다고 내가 무엇을 어떻게 할 수 있었던 것은 아니며, 그런 식으로 글자나 상황을 받아들이는 인식의 오류 같은 것이 작용했다는 점을 밝혀두고 싶은 것이다. 단순히 상상으로만 끝나지 않고, 관계망상(망상은 하나의 믿음체계이다)으로 인해 만들어진 연관성을 믿게 되는 현상이다.

나는 배가 고파져서 순대국밥 한 그릇을 먹었다. 그런데 문득 '내가 왜 특별한 목적도 없이 서울로 가고 있지?' 하고 생각하게 되었다. 나는 다시 승용차를 몰고 집으로 돌아갔다(나중에 기억해낸 사실이지만, 그날 오전 어머니의 설득으로 정신과 약을 먹은 것이 뒤늦게 반응을 보인 것이었다).

차를 몬 지 10분이나 지났을까, 나는 운전 중에 기면(嗜眠 : 외계의 자극에 응하는 힘이 약해져 수면 상태로 빠져드는 일) 상태가 되었다. 그래서 내가 운전하는 차는 가로수를 들이받고 논으로 미끄러졌다. 나는 나무에 부딪치는 충격으로 눈을 떴다. 내가 운전 중에 졸다가 사고를 낸 사실이 너무나 두려웠다.

그래서 버스를 타고 집으로 바로 달려갔고, 이제부터는 꼬박꼬박 약을 먹어야겠다고 생각했다. 내가 조울증으로 사고를 냈다는 충격과 함께 병이 재발했다는 사실이 생생하게 인식되었다.

차는 가족들에 의해 인도되었고, 나는 아내의 지시에 따라 규칙적으로 약을 먹고 활동을 스스로 제한하게 되었다. 그 결과, 입원하지 않고도 빠르게 증상이 호전되었다. 이번에는 경미한 수준에서 약 투입이 있었으므로 이전과 달리 가성파킨슨증후군 같은 것이 아주 미미하게만 나타났다. 2~3개월이 지난 뒤에 나는 일상적인 업무에 어느 정도 임할 수 있었다.

세 번째의 재발

그렇게 또 우울한 모드를 지나 완화된 시기를 보내다가 2004년 4월에 다시 경미한 조증이 재발되었다. 벌써 세 번째의 재발인 셈이었다. 그때도 계속 약을 먹고 있던 터이라 조증 증세가 강하게 찾아오지는 않았던 것 같다. 지금까지 조증이 온 것 중 가장 약한 경조증이었다.

2004년 4월, 세 번째의 재발은 아주 조용히 그리고 서서히 찾아왔다. 재발되기 한두 달 전부터 잠이 차츰 줄어들고, 우울하던 기분이 사라지면서 마음이 고양되고 의욕이 서서히 살아났다.

나의 경우 우울한 시기에는 컴퓨터 작업을 하기 싫어지는 반면, 살짝 고양된 상태에서는 컴퓨터를 하는 시간이 많아진다. 이것저것 뉴스도 열심히 찾아 읽고, 하는 일과 관련하여 인터넷 검색이나 메모 등을 부지런히 하면서 몰입이 잘 되는 편이다.

항상 그랬던 것처럼 재발이 되기 전에는 잠이 줄어드는 특징이 있어왔다. 그리고 자다가 갑자기 깨어 앉아 있는 현상이 자주 있게 된다. 몽유병 환자처럼 여기저기를 돌아다니는 일은 한 번도 없었지만, 나도 모르게 앉은 채로 졸고 있거나 하는 경우들이 많았다.

처음에는 이유를 잘 몰랐지만, 지금은 왜 그렇게 되는지 잘 알고 있다. 그것은 서서히 조증을 일으킬 수 있는 호르몬의 양이 정상치보다 몸에서 더 생성되었다는 것을 의미한다. 그래서 살짝 각성 상태가 된 것이다.

깊은 잠을 자는 비렘(non-rem)수면이 줄어들고, 렘(rem)수면이 더 활성화되어 몸의 전체적인 상태가 평소보다 약간 각성되고 경직된 상태에 놓인 것이다. 이 시기에는 우울증 증상은 제거되고 기분이 살짝 고양되기 때문에 활동적이 되고, 무언가에 집중할 수 있고, 매사에 적극적인 태도가 된다. 잠도 늦게 자고 일찍 일어나게 된다.

병이라고까지는 볼 수 없는 경조증 전 단계에서는 의욕이 넘쳐서 열심히 일하려는 사람으로 보인다. 사실 수면에 문제가 없고 그 정도로 가벼운 각성 상태만 유지된다면 아주 유쾌하게 인생을 살 수 있을 것으로도 여겨진다.

2004년 봄의 재발은 그래도 아주 로맨틱하게 진행되었다. 내가 조증이 재발했다는 것을 인식하고 약을 잘 복용했을 뿐만 아니라(물론 아내의 설득과 도움이 컸다) 기억에 남는 실수를 하거나 피해를 입은 것이 없었다.

그때 집 앞에 넓은 공터가 있었는데, 저녁이나 새벽이나 잠이 오지 않으면 그곳을 돌면서 이런저런 명상 비슷한 것을 했던 것이 기억에 남아 있다. 약간의 망상은 있었으나 너무나 미미하여 큰 착란 증세는 없었다. 어디를 싸돌아다니고 싶은 마음도 최대한 자제할 수 있었다.

대신 이 시기를 잘 견뎌내야 한다는 생각이 강했던 것 같다. 옆에서 아내와 남동생이 여러모로 신경을 써주면서 내 마음이 상하지 않고 잘 적응할 수 있도록 도와주었다. 아내에게도 고맙게 생각하지만, 특별히 이 지면을 통해 넷째 동생에게 고마운 마음을 전한다. 그때 최대한 형을 지켜주려고 했던 그 마음을 나는 언제까지나 기억할 것이다.

그 당시의 한 가지 에피소드로서 그전에 내가 아내에게 써준 각서가 조금 효용이 있었던 것 같다. 아내는 내게 각서를 보이면서 약을 잘 먹지 않을 때에는 이미 약속한 대로 병원에 입원시킬 수밖에 없다고 여러 번 경고를 했다. 나는 병원 생활이 얼마나 답답한지 잘 기억하고 있었다. 그래서 약을 먹지 않아도 된다는 생각이 들 때에도 겁이 나서 순순히 잘 먹었다.

그리고 그 당시 내게 일어난 중요한 변화가 있다. 일반인에게도 나타날 수 있는 현상이지만, 나는 약간의 경조증 상태에서 철학적 사고를 하다가 크리스천으로 살아온 근본을 뒤흔드는 무신론자가 되었다.

나는 내 마음을 다스릴 목적으로 컴퓨터를 이용하여 나의 생각들을 아침저녁으로 정리하고 있었다. 그러면서 내가 생각하는 세계관을 내가 지금까지 받아왔던 세계관과 비교하기 시작했고, 그런 사고 과정 속에서 나는 성경이 역사적으로나 과학적으로 일치하지 않는 주관적 관점의 내용들로 가득하다고 판단하였다. 그래서 창조론을 거부하고, 유물론적 세계관과 함께 내가 깨달았다고 생각하는 자칭 상대적 우주관을 정립하였다.

평소에도 철학적 사고와 우주 창조의 신비에 어느 정도 관심을 가지고 살았지만, 거창하게 어떤 이론을 정리하거나 무엇이 옳고 무엇이 그르다는 판단을 쉽게 내리지는 않았다. 그런데 경조증 상태에서는 이런 것들이 아주 자연스럽게 진행되었다.

나는 무신론자가 되어 여러 해를 보낸 뒤 다시 크리스천이 되었지만, 아무튼 한동안은 무신론자를 자처하며 살게 되었다. 그렇다고 인생을 아무렇게나 살려고 한 것은 아니었다. 내 나름대로는 진실을 찾아 떠나는 외로운 여행이자 싸움이었다. 화려한 거짓보다는 허무하더라도 진실을 알고 싶었고, 그것을 택한다고 택한 것이었다.

한편 종교뿐만 아니라 역사, 의학, 이데올로기 등 모든 분야에 걸쳐 진실이 왜곡되어 있다는 생각이 들기 시작했다. 이를테면 제약회사들의 횡포나 의사들의 무능력함에도 불구하고, 우리의 소중한 생명을 의사와 제약회사가 제공해주는 화학약품에 의존해야 하는 현상이 무언가 이상하고 잘못되었다는 생각이 들었다.

'추적 60분' 같은 프로그램에 나온 이익집단의 몰염치한 행각들을 떠올려보면 나의 이런 주장에도 일리가 있다고 볼 수 있다. 우리나라와 미국의 의료계만 해도, 환자를 돈으로 보는 시각이 의사들 세계에서 묵시적으로 존재하는 것이 사실이다. 거기에 수익을 추구하는 다국적 제약회사들의 문제점도 매우 많을 것으로 보인다.

설혹 그렇다고 하더라도, 건강할 때 그런 문제로 고민하는 것이 아니라 경조증이 진행되는 상태에서 내가 그런 부분에 지나치게 예민하게 반응한다는 것이 문제였다.

투약을 중단하다

세 번째의 재발이 안정을 찾고, 몇 달 지나서 나는 약을 끊어야겠다고 생각하게 되었다. 세 번째의 재발 시에 나름대로 정리해둔 나의 관점들도 한몫을 했지만, 더 직접적으로 작용한 것은 의사가 나에게 늘 하던 말이었다.

의사는 약을 잘 먹으면 괜찮다고 했지만 그 말대로 되지 않았다. '약을 잘 먹었는데 왜 2년 가까운 주기로 재발을 할까? 먹지 않았던 때에는 8년이나 멀쩡했는데……' 이런 생각이 든 나는 그해 말부터 약의 복용을 중단하였다.

네 번째의 재발

약의 복용을 중단한 결과, 2004년에 경조증을 벗어나면서 우울증 없이 바로 정상 모드로 1~2개월 만에 복귀하게 되었다. 그러나 2005년 중반부터 남들은 알아차리기 어려운 미미한 경조증 상태를 유지하다가 그해 11월부터 이상해지기 시작했다.

2004년 3월경에 재발했으니까 1년 4개월(2005년 7월) 만에 경조증으로 상승 모드를 타다가 남들이 좀 이상하다고 볼 정도는 1년 7~8개월 만에 확실시되었다.

재발한 사람답게 나의 생각은 평소와 달리 엉뚱하게 진행되었다. 봉사 활동을 그만두고 사업이나 정치를 해야겠다는 생각이 들기 시작했다. 그래서 평소 관심도 없는 지역의 어느 정당 사무실에 찾아가서 자원봉사를 하겠다고 요청하였고, 정당에 가입하여 그들과 함께 할 수 있는 일을 찾았다.

나는 내가 진두지휘하던 단체를 회원 중의 한 명에게 위임한다고 선언하였다. 내 상태는 점점 심해져가고 있었고, 환시도 생겨나서 먼 거리가 여러 개의 망원렌즈를 통해 보듯이 겹쳐 보이는 증상도 가끔 일어났다.

결국 12월에는 조울증 증세가 정점을 찍었고, 2005년 12월 중순경 강제 입원을 당하는 상황이 되었다. 결국 네 번째 조울증을 맞이하여 입원하는 상황에 이른 것이다. 약을 갑자기 끊었던 것이 심한 재발을 일으키는 동력이 된 것 같다.

9
절망의 늪에서 기도하다

2005년의 양극성장애 재발은 1992년의 첫 발병, 2000년의 발병과 함께 비교적 강력한 재발이었다. 이로 보건데 시간이 경과한다고 해서 재발의 강도가 약해지거나 더 강해지는 것도 아니라는 사실을 알게 되었다.

그해 12월 말에 2주 동안 입원했다가 퇴원했지만, 몸의 회복은 아주 더디게 진행되고 있었다. 병원에서는 조울증이 왔다고 무조건 최고 수준의 투약을 하지는 않는다. 그래서 약을 먹는다고 증상이 갑자기 잡히는 것이 아니며, 조울증의 양상이 그대로 남아 있어 표출된다(나의 경우 15일 정도면 많이 호전되고, 30일 정도 지나면 약물 복용과 함께 거의 자신을 통제할 수 있게 된다).

병원에서 완전히 회복되어 퇴원한 것이 아니라 내가 병을 인식하고 약을 성실히 먹겠다고 가족들에게 다짐하고서 나온 것이었다. 그래서 며칠 정도는 마음이 불안하고, 약간의 망상이 다 사라지지 않은 상태와 활동성을 지닌다.

그런 상태에서도 나는 일을 해야 된다는 강박관념에 일터로 나가곤 했지만, 일을 제대로 수행하기에는 많은 무리가 있었다. 그저 단순한 일들만 거들 수 있는 상태였다.

나의 최대의 약점이 공격을 받다

그런 와중에 내가 운영하던 단체가 최대의 고비를 맞게 되었다. 이제 와서 누구의 잘못이라고 거론하고 싶지는 않다. 그러나 2005년 여름부터 시작된 경조증 증세로 인해 업무상의 몇 가지 문제점이 생겨났으며 또 구성원들과의 갈등도 생겨나서 나는 더 이상 활동하기 어려운 상황이 되었다. 8년 이상 꿈과 소망을 가지고 해오던 일이 경조증 증세로 인해 여러 가지 문제에 봉착하는 상황을 지켜보면서 깊은 좌절과 두려움을 느껴야 했다. 정신 건강이 양호했더라면 문제가 생겨도 지혜롭게 해결할 수 있는 일이었는데, 우울증과 경조증의 열악한 정신 상태에서 사소한 것들이 복합적으로 작용해 문제의 불씨가 되었다. 혼자 하는 일이 아니라 사람들과 많이 교류해야 하는 일일수록 기분장애 환우는 질병을 잘 관리하지 못하면 더 불리할 수밖에 없다. 더구나 그 질병이 사람들 사이에 노출이라도 되어 나를 경계하고 질시하는 사람에게 전달된 경우에는 최대 약점으로 공격을 받거나 따돌림을 당하기에 충분한 요소가 된다.

조울증 자체만으로도 힘들고 괴로웠지만, 그 질병으로 인해 파생된 많은 다른 사건들이 더 큰 위축감과 우울증을 유발하기에 충분한 것이었다. 조울증 때문에 말이나 행동에 실수하게 되고, 또 그것이 문제가 되어 직업이 박탈되고 생계가 위협받는 일이 나에게만 일어나지는 않을 것이다.

그전과 달리 2005년도에 재발한 조울증은 회복되고 나서도 나를 깊은 우울증으로 빠져들게 만들었다. 조울증의 일반적인 패턴은 경조증→조울증→우울증(회복되면서)→정상 회복→경조증→조울증 순으로 보통 진행되는데, 이번에는 우울증이 비교적 강하고 길게 왔다.

자살 충동을 느끼다

폭풍 같은 조울증은 입원을 하고 약을 먹으면서 진정되고 있었지만, 항조증 약물의 영향인지 모르겠으나 우울증이 더욱 깊어져갔다.

하루는 어린이집에 다니는 네 살짜리 아들이 "아빠, 우유 먹고 싶어"라고 했다. 냉장고를 열어보았더니 우유가 없었다. 주머니를 샅샅이 뒤졌지만, 우유를 살 돈이 내 수중에는 없었다.

나는 그 순간 참으로 비통한 심정이 되었다. 이렇게 힘든 세상을 살면 무엇 하나? 나는 계속 재발할 테고, 그로 인해 나의 직업과 수입도 불안하겠지? 우리 가정이 정상적으로 화목하고 행복하게 살기 힘들 것이라는 생각만 자꾸 들었다(노멀한 상태 같으면 돈은 없을 수도 있고 벌면 된다고 생각했을 텐데).

그 무렵, 처음으로 동반자살이라는 단어가 떠올랐다. 내 아이와 아내도 힘들게 살 세상을 생각하니 참으로 괴로웠다.

우울증은 피해망상과 좌절감을 극대화시키는 능력을 가지고 있어 일반적인 판단을 흐리게 하고, 자꾸 어두운 방향으로 마음을 몰아간다. 조증이 지나친 낙관주의와 자신감으로 몰고 가는 것과 달리, 우울증은 정도에 따라 다르나 심하면 죽음을 그리워하는 단계까지 이르게 된다.

잠든 상태에서 영영 깨어나지 않았으면 하는 생각이 한두 번이 아니며, 깨어나면 힘든 세상을 다시 시작해야 한다는 생각에 아침부터 마음이 무겁게 눌림을 당한다.

신기하게도 조증 상태에서는 여러 가지 어려운 문제들이 크게 걱정되지 않는다. 해답은 언제나 간단명료하고 심플하다. 만사가 크게 걱정스럽지 않은 것이다.

그러나 우울증은 다르다. 매사가 걱정이고, 복잡하고, 두렵고, 피하고 싶고, 원망스러운 감정들이 지배하게 된다.

2~3년간 무신론자로 살던 내가 어느 순간부터 무신론의 한계를 느끼게 되었고, 신에 의지하고자 하는 마음이 다시 생겨나기 시작했다. 내 어릴 적의 신앙이 서서히 되살아나고 있었다.

내가 처해 있는 고난과 역경을 나 혼자의 힘으로는 해결하기 역부족이라는 생각에서 하나님께 기도하기 시작했다.

"하나님, 질병이 있다면 그것을 치료할 재료도 만드셨을 것이라고 저는 믿습니다. 제가 그것을 찾을 수 있도록 도와주세요."

나는 그렇게 힘들 때마다 간절한 기도를 드렸다.

내가 다시 크리스천으로 돌아오게 된 것은 무신론의 한계와 함께 인격적이고 도덕적이라고 믿었던 나의 자아가 위기상황에서 매우 나약하고 불안하게 느껴졌기 때문이었다.

그래서 더 온전한 예수님의 말씀을 나의 자아보다 더 높은 위치에 두고, 나의 불완전한 자아를 인정하는 대신 예수 그리스도를 마음의 진정한 주인으로 섬기기로 했다. 그것이 무너진 나를 일으켜 세우고, 위기 앞에 놓인 우리 가정을 최선의 길로 이끌어주리라고 생각하기에 이르렀다.

반복되는 우울증과 조울증으로 삶이 자꾸 꼬여가는 것을 지켜보면서 나는 더 이상 어떤 일에 열심을 내기보다는 나의 질병과 싸워 이겨야겠다는 생각이 들었다. 이 병을 극복하지 않고서는 나의 미래도, 우리 가정의 미래도, 우리 아이들의 미래도 보장하기 힘들다는 판단이 들었기 때문이었다.

나는 모든 일을 제쳐두고 병이 낫기 위해 마음을 모아야 한다고 다짐했다. 수억 원이 들더라도 이 병을 고칠 수만 있다면 충분한 가치가 있다고 생각하였다.

그만큼 이 질병이 내게 가져다준 재앙은 컸다. 심지어 차라리 암에 걸렸다면 더 나았겠다고 생각한 적도 많았다.

의사는 평생 동안 약을 먹어야 한다고 하며, 약을 먹어도 재발이 있을 수 있다고 한다. 도대체 이런 치료에 무슨 의미가 있으며, 어떻게 안심할 수 있겠는가?

나는 어느덧 골방에서 눈물로 기도를 드리기에 이르렀다.

"하나님, 제발 도와주세요. 하나님은 하실 수 있잖아요."

어쩌면 하나님의 실존을 강하게 믿어서라기보다 물에 빠진 사람이 신을 찾는 심정이었다고 말하는 것이 더 옳은 표현일 터이다.

아무튼 이성과 상식과 현대의학의 한계를 넘어선 어떤 기적 같은 것이라도 붙잡고 싶은 심정으로 간절히 기도를 했던 기억이 있다.

그리고 내가 진정으로 병을 낫기 위해 무엇을 했으며, 어떤 노력을 했는지 자문하고 반성하게 되었다. 단지 의사에게만 나의 병을 전적으로 의지하다가 한계를 만나자 대책 없이 절망만 하고 있는 내가 한심하게 여겨졌기 때문이었다.

모든 사람의 마음에는 신성이 깃들여 있다고 나는 믿는다. 사람이 불가항력적인 위기를 만나면 자신의 신성을 깨우는 의식을 하게 되고, 그로 인해 마음의 위로와 함께 위기를 극복할 영감을 얻게 되는 것 같다.

그때 내가 붙잡은 것이 아래의 신약성서의 말씀이다.

'구하라 주실 것이요, 찾으라 찾을 것이요, 문을 두드리라 열릴 것이라. 구하는 이마다 얻을 것이요, 찾는 이가 찾을 것이요, 두드리는 이에게 열릴 것이라.' (마태복음 7장 7절)

10
희망을 보다

1992년의 첫 발병 때에는 병인지 뭔지도 모르는 상태에서 회복이 되어 질병에 대한 별다른 생각 없이 지냈다. 2000년의 재발 당시는 조울증의 재발을 신앙적인 문제로 보고 신앙생활에 더 열심을 내었다. 그러나 거듭되는 재발로 나의 신앙도, 병원 약에 대한 신뢰도 흔들리기 시작했다.

그래서 약을 중간에 한두 번 중단하게 되었고, 성실한 크리스천이었던 내가 사고의 변화를 일으키면서 성서 비판자로 바뀌어가고 있었다.

그런데 2005년에 비교적 심한 재발을 겪으면서 여러 가지 일들과 발병 사건이 오버랩되면서 좌절감이 극대화되고 있었고, 우리 가정은 바람 앞의 촛불처럼 위태롭게 흔들렸다. 그런 절망의 바닥에서 실낱같은 희망을 담아 기도를 했고, 질병에 대한 탐구가 시작되었다.

카페 '코리안매니아'

나는 우리나라의 대표적 포털 사이트인 네이버에 '코리안매니아'라는 카페를 2005년 7월경에 개설했다. 힘든 마음을 달래보자는 취지에서였다.

나는 힘들고 고통스러울 때마다 그것에서 벗어나려고 나의 푸념 같은 글을 카페에 올리기 시작했고, 또한 좋은 정보가 있으면 간추려 올리기도 했다.

차츰 한두 명씩 회원이 늘기 시작했다. 나 혼자만 힘든 것이 아니라 많은 사람들이 나처럼 고통을 받고 있다는 사실에 놀라는 한편, 나만이 어려운 처지에 놓여 있지 않다는 데에서 위로를 얻기도 했다.

그리고 질병에 대한 전체적인 탐구심이 있던 차에 어떤 계기로 대체의학과 우리 몸에 대한 공부를 하는 분들을 만나게 되었다. 먼 곳을 오가면서 시간과 돈을 들여 강의를 듣고 책을 사서 보는 등 자연의학, 전통의학, 현대의학 등 우리가 찾으려고 하면 찾을 수 있는 자료들과 책들을 접하면서 우리 몸에 대한 이해를 넓혀갔다.

정신과 의사에게 의지하는 것에도 한계가 있고, 여러 한의원에 가서 상담을 해보아도 조울증을 치료할 뚜렷하고 확실한 처방이 존재하지 않았다. 한의사들도 정신병에 대해서는 난감해하고 어려워했다.

그런데 자연치유에 대한 이해를 넓혀가면서 우리 몸에 대한 이해가 점차 확대되었다. 자율신경계, 내분비계, 호르몬계, 사상체질, 정신 질환이 잘 걸리는 체질과 아닌 체질, 예방하거나 약화시킬 수 있는 가능성을 보았고 그것을 내 몸에 직접 실험하기에 이르렀다.

그 실험이란 것이 그리 엄청난 것은 아니었다. 예를 들어 몸의 메커니즘에 대한 이해를 바탕으로 제때에 식사하기, 인스턴트음식 최대한 줄이기, 커피, 설탕, 라면 같은 음식 멀리하기, 부족한 영양소 채우기, 소식하기, 수면 시간 맞추기 등 잘못된 습관, 섭생을 교정하는 일과 부족하기 쉽거나 많이 필요하다고 판단되는 비타민이나 미네랄을 적절히 공급하는 것을 주요 처방으로 삼았다.

이런 공부들로 나의 몸이 완치된 것은 아니었지만, 적어도 나에게 희망과 가능성을 보여주었다는 점에서 크게 위로가 되고 마음을 다스리는 데에 큰 도움이 되어주었다. 그리고 생활 속에서 작은 변화들도 체험할 수 있었다.

질병과 포옹하기

질병을 이겨내기 위해 나는 질병의 실체를 정확히 보아야 한다는 생각이 들었고, 질병을 내가 잘 토닥거려야 할 대상으로 인식하기 시작했다.

유전적으로 불리한 입장도 있었겠지만, 어쩌면 내가 병을 키운 것일 수도 있다고 보았다. 그렇다면 나의 노력으로 좀 더 병을 예방하거나 치유할 수 있다고도 보았다.

그다음부터 병을 숨기기보다는 드러내고 협조를 구하는 방향으로 진행되었다.

가족들에게 나에 대해 알리기

그러기 위해 나를 가족들에게 알리고, 대화를 통해 협조와 이해를 구하는 구체적이고 현실적인 작업을 해나갔다.

물론 나를 알리는 과정에서 가족들과 이야기하다 보면, 대화가 부드럽게 진행되지 못하고 다툼이 생기거나 상처를 오히려 더 받는 일도 있다. 상대방은 상대방대로 힘든 부분이 많다 보니까 감정이 북받쳐서 함부로 말하게 되고, 나는 나대로 약자라는 피해의식에서 사소한 말에 상처를 받기도 한다.

그러나 나는 내가 살아야 모두가 산다는 생각 아래 내 입장을 시간이 날 때마다 알리고, 또 이해를 구하는 일에서 나아가 스스로 단속하는 데에 많은 신경을 쓰게 되었다. 아내가 잘 챙겨주지 못하는 것이 있으면, 예전에는 불평부터 했다. 그러나 지금은 내가 장을 보아준다든지, 간단한 음식은 내가 조리를 한다든지 아무튼 가족의 도움 더하기 나의 노력을 최대한 동원하려고 노력하였다.

그런저런 노력에서인지 나의 몸 상태가 많이 호전되었고, 심리적인 안정도 얻게 되었다. 그리고 무너진 자존감과 삶의 의지도 살아나게 되었다. 증상을 완화시키고, 궁극적으로는 완치도 가능할 것이라는 믿음이 생겨나기 시작했다.

한편, 나의 증세가 많이 회복되는 것을 보면서 남들에게도 용기와 희망을 말할 수 있겠다는 자신감이 생겨났다. 이전에는 카페 회원들하고만 공감하고 마음을 나누는 정도였다면, 이제는 더 많은 사람들에게 무언가 희망의 말들을 전해줄 수 있겠다는 생각이 들게 되었다. 조울증의 악몽과 같은 늪을 지나면서 나는 조금씩 희망을 보기 시작했다.

11
치유와 회복

필자가 조울증에서 완치되었거나 완전히 회복된 것은 아니다. 그러나 나에게는 치유도 있었고, 회복도 있었다. 조울증이 있기 전 단계로의 회복은 아니지만, 적어도 상당 부분에서 회복이라는 단어를 써도 좋을 만한 진전이 있었다.

계속된 약물치료와 자연치유의 학문을 접하면서 질병에 대한 이해를 높이게 되었다. 또 3~4년간의 노력과 실생활의 노하우로 몸이 많이 개선되었고, 특히 우울증 증상이 현저히 경감되었다.

비록 재발이 있기는 했지만, 초기와 달리 조울증 증상이 경미하고 통제가 쉬워졌다는 점에서 큰 발전이 있었다.

다양한 매뉴얼을 일상에 적용하기

자연치유를 처음 접하면서는 완치를 기대하고 그에 대한 믿음도 컸다. 하지만 꾸준한 관리를 해본 결과, 그것은 숙제로 남겨두고 일단은 우울증이나 조울증이 완치의 개념으로 접근할 질환이 아니라 조절과 관리의 개념으로 접근해야 더 정확하고 안전하다는 판단을 최종적으로 하게 되었다.

그것은 불치의 병이라는 개념과는 다른 개념이며, 완치가 불가능하다는 주장도 아니다. 왜냐하면 내 주변에는 약간의 생활 개선으로도 재발하지 않고, 약의 도움 없이 잘 지내고 있는 사람들이 많기 때문이다. 아무리 크게 병을 앓았더라도 재발하지 않고 평생 산다면 완치라고 볼 수도 있는 것이다(병원에서도 약물의 투여 없이 5년간 재발하지 않으면 완치된 것으로 간주한다).

우울증이나 조울증이 사람마다 그 심한 정도가 다르기 때문에 어느 사람은 경미하게 일어났다가 평생 재발하지 않는 경우도 있고, 어느 사람은 자주 재발하기도 한다. 또 어떤 사람은 약을 먹어도 1년에 4회 이상 재발하여 시설이나 병원에서 생활할 수밖에 없는 폐인같이 살기도 한다. 그래서 발병한 양상만 보고 그 사람의 미래나 앞으로의 상황을 판단하는 것은 크게 위험하며, 아주 잘못된 판단이다.

해로운 음식들을 삼가고, 우리나라의 전통적인 식단으로 식사하고 환경을 최적으로 개선했는데도 병세의 호전이 없거나 미미하다면, 내 견해로는 유전적·체질적인 취약점이 아주 크다고 본다. 이런 사람의 경우 완치를 기대하는 것보다, 완치는 목표로 세워두고 현실적으로는 관리와 조절의 개념으로 접근해야 한다고 주장하고 싶다.

나 역시 이런 방법을 택하여, 약물을 먹되 최소한의 용량을 유지할 수 있게 여러 가지 필요한 방법들을 모두 기울였다. 그 결과 확실히 병을 상당히 통제하게 되었고, 일상생활을 영위하는 데에 더 많은 도움을 얻을 수 있었다. 또한 경미한 재발이 온다고 하더라도 크게 두렵지 않게 되었다.

그리고 한동안 몹시 싫어하고 안 좋은 시각으로만 보았던 정신과 의사들을 상당 부분 이해하게 되었고, 그들이 가진 장점도 매우 유용하다는 것을 수용하게 되었다.

사실 조울병은 증상이 심할 때도 문제이지만, 어느 정도 회복이 된 상태에서도 우울증에 빠져 있다든가 경조증 상태 또는 약물 부작용으로 인해 삶의 질이 현저하게 떨어지며, 업무 수행 능력에 막대한 지장을 초래하게 된다. 특히 대인관계나 고된 일(힘과 신경이 많이 쓰이는 일)에 대한 부담감이 상대적으로 높아지는 경향이 있다.

그러나 몸이 호전되면서 그런 증상들이 대부분 사라지거나 축소되었고, 이에 소요되는 시일이 짧아지는 특성을 보였다. 특히 우울증의 기간이 많이 감소하여 재발 이후에도 빠른 업무 복귀를 할 수 있었다.

그리고 병에 대한 이해와 경험을 토대로 병을 다루고 조절하는 능력도 배양되었다. 예를 들어 나의 평균 수면 시간은 여덟 시간인데, 한두 시간 줄어드는 일이 며칠 동안 지속되면 약의 조절로 조울증을 부르는 상황을 차단하거나 누그러뜨리는 등 도움이 되는 다양한 매뉴얼을 일상에 적용한다.

내 조울증 증상이 내 주변의 어느 사람처럼 경미했다면 나는 음식 조절과 생활 습관의 교정만으로도 약물의 도움 없이, 재발하지 않고 살 수 있었을 것이라고 본다. 그러나 나는 약간은 질환의 기전이 심한 편이라서 치료 수단을 총동원하여 관리해야 한다는 것을 안다.

그리고 그렇게 했을 때 완치는 아니더라도 완치에 가까운 생활을 할 수 있다는 것을 실감하였다. 내 경험과 내가 쏟은 노력들을 일반화시키는 데에 무리가 있을 수 있겠지만, 이 병으로 고생하는 분들과 그 가족들, 관계자들에게는 중요한 자료와 영감을 제공하리라 믿는다.

멘토 역할에 따른 보람과 긍지

내가 기울인 노력이 영양 밸런스나 인스턴트음식 줄이기만은 아니었다. 심리적인 치유 노력도 했고, 내가 매뉴얼한 증상에 대한 인지적·행동적 노력도 함께 기울였다. 그리고 의사에 대한 신뢰(전지적 존재로 의지하는 것이 아니라 적어도 나에게 도움이 되는 분이라는 믿음 정도) 회복과 약물치료에 대한 이점을 잘 이해하고 일상에 적용하였다. 또한 가족들에게 지지와 협조를 당부하여 도움을 받는 것도 중요한 요소로 포함시켰다.

금전적인 면이나 시간적인 면에 여유가 있으면 더 많은 것들을 하고 싶었다. 치료에 더 많은 투자를 하면 좋다는 것을 알게 되었지만, 현실적인 문제로 충분히 할 수 없는 한계점도 있었다. 그럼에도 불구하고 나는 질병에 대한 막연한 공포에서 벗어날 수 있었고, 질병에 대한 이해를 넓혀갈수록 노력 여하에 따라 개선될 수 있는 병이라는 확신이 나의 마음을 치유하고 내 일상을 회복시켜갔다.

한 가정의 가장이자 두 아이의 아빠로서 경제적 책임감이 부담감으로 밀려오는 일이 많았는데, 병세의 호전과 노력의 결과로 서서히 용기와 희망을 얻게 되었고, 가정 분위기도 한층 밝아지고 좋아졌다.

커뮤니티 카페에서 환우들과 소통하고 그들의 멘토(mentor)가 되어주었다. 처음 당하여 혼란스러워하는 환우와 그 가족들에게 경험자로서 멘토 역할을 할 때에는 삶의 보람과 긍지도 얻게 될 때가 많았다.

다들 남에게 보이기 싫은 병으로 숨기려고만 할 때 나는 반대의 길을 걷겠다고 다짐했고, 음성화된 부분을 양지로 끌어내고 공론화하여 사회적으로 이슈화시키고 발병과 재발을 막을 수 있는 일에 앞장서기로 마음먹었다.

나의 그런 적극적인 자세가 나의 자존감과 당당함을 더 강화시켜주었고, 완치되었느냐 아니냐의 문제가 아닌 새로운 인식의 패러다임을 가져왔다.

　만약 내가 완치되어 나의 질병을 어떤 방법으로 어떻게 완치시켰다고 책을 낸다면 그것도 나쁜 일은 아니겠지만, 그것을 조울증과 우울증 환우들에게 일반화시켜 강조한다는 것은 차라리 평생 약을 잘 먹으면 된다는 식의 주장보다 못한 결과를 초래하리라고 나는 생각한다. 왜냐하면 별다른 노력 없이도 재발하지 않고 사는 사람의 예가 너무도 많기 때문이다.

　그러나 재발이 없다고 하여 그 사람이 그 질환으로부터 완전히 자유로워졌다고는 할 수 없다. 그런 병에 한 번이라도 걸렸다는 것은 그 질환에 대한 취약성을 보여주는 사례이기 때문이다.

　또 두세 번 재발한 경험이 있으나 약물의 도움 없이 잘 지내는 사람들의 경우에도 완치 운운하기에는 위험성이 많이 도사리고 있다. 유전적·체질적인 인자를 후손이 물려받았을 경우, 자기 당대에 오지 않아도 후손에게 그런 증상이 나타날 확률이 크기 때문이다.

　그래서 내가 보는 치유와 회복이라는 개념은 완치나 완전 복구를 의미하는 것이 아니다. 더 나은 삶으로 개선되는 삶, 거의 정상인과 같이 사회의 한 구성원으로 사는 데에 큰 장애가 없는 회복을 의미하는 것이다(그러나 아직도 사회적 인식의 미성숙으로 현실적인 제약이 많이 존재한다).

1부를 마무리하면서

문학을 전공한 것도 아니고 늘 글을 쓰는 일에 종사하는 사람도 아니라서 1부에 나의 체험적인 사건들을 나열하면서 매끄럽지 못한 부분이 많았던 점, 독자들의 양해를 구하고 싶다.

말의 치장보다는 내용의 전달에 무게를 두고 글을 썼으며, 객관적인 정보 전달보다는 1부의 특성상 주관적인 느낌이나 경험들로 많이 채워졌다. 필자의 경험으로 일반화할 수는 없지만, 가족들이 이 책을 볼 때 조울증 환우들의 감정과 생각, 지각, 인식이 어떤지를 간접 체험할 수 있게 하기 위해서이다. 중간중간에 나의 해설이 들어 있지만, 그것도 이해를 돕기 위해서이다.

내 의지와는 상관없이 찾아온 질병과 투병, 그로 인한 현실적인 고통들. 그러나 그곳에서도 희망의 불꽃을 버리지 않고 눈물로 이겨온 나의 삶이 헛되지만은 않았다는 믿음이 들 때마다 가슴이 뭉클해지고 눈시울이 뜨거워진다.

나의 고난의 시간들이 누구에겐가 밑거름이 되어 더 평탄한 길을 가는 데에 도움을 준다면 나는 그것으로 큰 보람을 느낄 것이다.

누구도 알아주지 않는 상황에서 외롭게 정신병과 싸우고 있는 많은 환우들에게 나는 그들의 동지이자 대변인이라는 마음으로 이 책을 썼다. 그들이 가족들을 설득하고 협조를 구하고자 자신의 감정과 상황을 일일이 설명하는 것도 쉬운 일이 아니고, 매번 각인시켜야 하는 작업도 피곤하고 처참하기까지 하다. 내 경험과 고통이 모든 조울증 환우들의 상황을 대변해주지는 못할지라도, 조금이나마 이 책이 대변인 역할을 할 수 있다면 더 바랄 나위가 없이 행복하겠다.

의지가 약하여 그렇다든지, 신앙생활을 게을리 하여 그렇다든지, 죄를 지어 그렇다든지, 업보 때문이라든지, 원래부터 그런 기질이 있었던 사람이라고 몰아붙일 때 우울증, 조울증 환우들은 마음의 상처를 심하게 입고 가족마저 버리고 싶은 충동을 느낀다. 무지에서 비롯된 이런 주변의 판단과 저주가 여타의 병들보다 더 이중 삼중으로 환우들을 괴롭히고 분노를 촉발시키는 요소가 된다. 정확히 알지도 못하면서 아는 척하는 사람들이 우리 주변에 너무나 많기 때문에 우리 스스로 들고일어날 때가 되었다고 생각한다.

우리의 삶을 누구에게 의탁하고, 전적으로 책임을 지울 수 있단 말인가? 개인주의를 기초로 하는 우리나라 또는 세계적 법률 체계에서는 가족들에게 도덕적 책임은 있을지 몰라도 법률적인 책임은 별로 없다.

그래서 환우 개개인이 모여 한목소리를 내어야 하고, 국민의 한 사람으로서 권리와 요구를 정부와 사회에 할 수 있어야 한다. 가족에게만 의지하고 있을 일이 아닌 것이다.

1부가 나의 개인적이고 주관적인 스토리에 초점을 맞추었다면, 2부에서는 질병에 대한 객관적인 자료들을 나열함으로써 독자의 시각을 확대하는 장을 제공하려고 한다.

부족하고 힘들었던 나의 이야기를 끝까지 읽어주신 독자들께 다시 한 번 감사의 마음을 전하고 싶다. 특히 환우 가족들에게는 이 책을 대충 읽고 덮어두지 말고 자주 반복하여 읽어볼 것을 권한다. 그래야 문제들과 상황들을 더 정확히 헤아리는 통찰력이 배가될 것으로 믿기 때문이다.

또 환우들은 가족들에게 이 책을 읽으라고 선물로 주어서 자신의 심정을 대변하고 지지를 이끌어내는 도구로 사용할 것을 제안하는 바이다.

정상인과 환자의 경계가 때로는 모호한 경우가 아주 많다. 때로는 링컨처럼 평생 우울증과 싸우면서도 큰 업적을 이룬 사람이 있는가 하면, 정상인이라고 외쳐도 정작 무능한 사람들이 우리 주위에 너무도 많다.

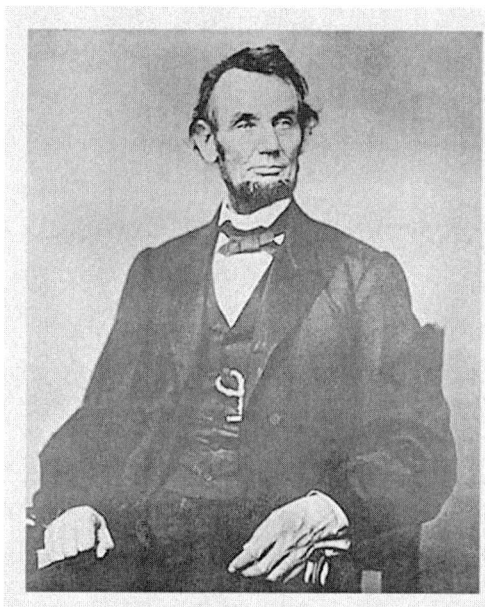

"내가 걷는 길은 험하고 미끄러웠다. 그래서 나는 자꾸만 미끄러져 길바닥 위에 넘어지곤 했다. 그러나 나는 곧 기운을 차리고 내 자신에게 말했다. 괜찮아, 길이 약간 미끄럽긴 하지만 낭떠러지는 아니야."

―미국의 제16대 대통령 에이브러햄 링컨

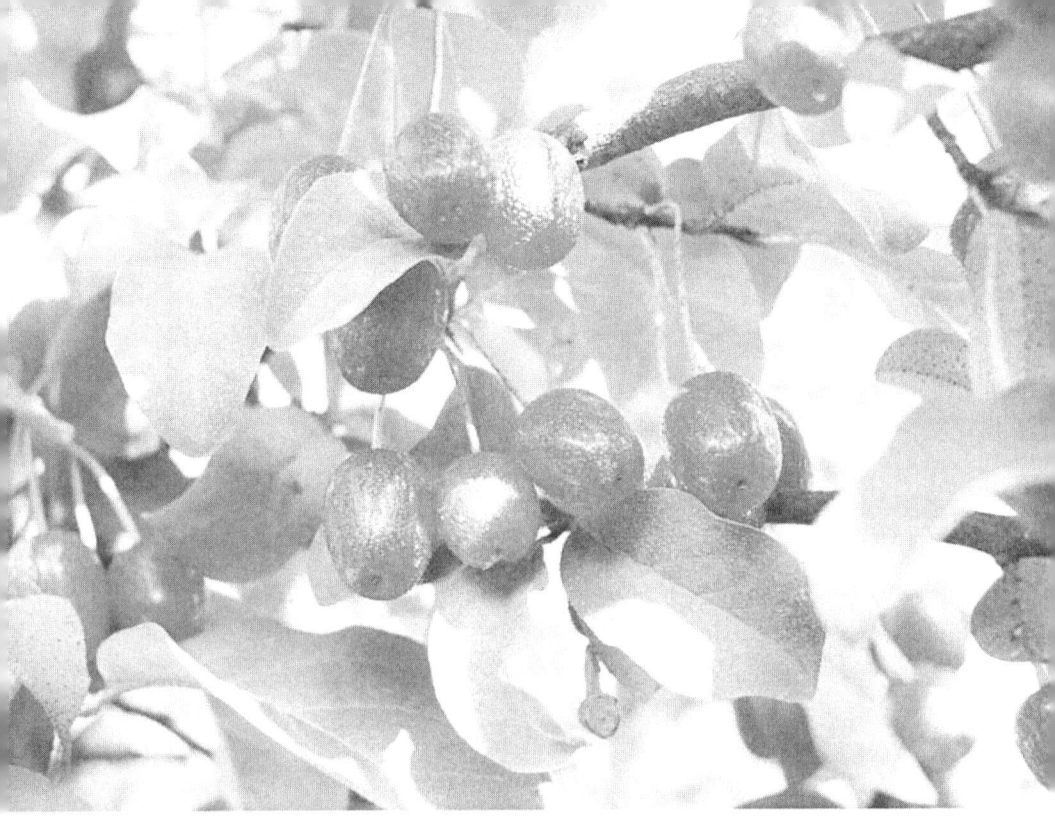

2부
우울증, 조울증에 대해 공감하고 이해하기

2부에 들어서면서

1부가 개인의 경험과 거기서 느껴지는 내용을 중심으로 꾸며졌다면, 2부는 우울증과 조울증에 대한 구체적이고 객관적인 이해를 도모하기 위한 공간으로 만들어졌다. 그래야만 3부에서 다루게 될 대처 능력과 자기 조절 능력에 대한 효과적인 대응이 용이할 수 있기 때문이다.

이렇듯 우울증과 조울증의 일반화된 상식뿐만 아니라 당사자로 바라보는 시각과 필자 나름대로 분석한 것들을 문자로 옮겨놓음으로써 전문가들이 흔히 말하는 일반화되고 상식적인 수준과 필자의 견해를 자유롭게 넘나들면서 다양한 시각을 제공하려고 하였다.

필자는 의료인이나 한의사가 아니지만, 나름대로 대체의학에서 배운 일반화된 자료들로써 우울증, 조울증의 메커니즘과 기전을 설명하고, 유전적 결함 외에도 현대인이면 누구나 마주하는 패스트푸드 문화, 운동량 부족, 영양 과잉이나 영양 결핍으로 인한 발병률의 증가가 서로 상관관계는 없는지 추적해보려고 하였다.

우익 대체의학자들은 제약사들이 만들어내는 약물을 주로 경고하는 입장에 서는 반면, 우익 정신과 의사나 현대 의료 체계는 서양의학적 약물치료만을 진정한 치료의 틀로 한정지음으로써 극단으로 치우쳐 있는 부분이 많다.

양의는 한의사를 무시하고, 한의사는 양의를 경시하려는 보이지 않는 신경전이 존재하는 것이 대한민국 의료계의 현실이다. 또한 한의사들마저 대체의학자나 자연의학을 한다는 사람들을 배척하며 경쟁이나 경계의 대상으로 삼는 경우가 아주 팽배하다. 그리하여 환자들은 상충된 다른 목소리들 사이에서 방황하며 분별력을 잃게 되는 사례가 지금도 계속 발생하고 있다.

인터넷은 많은 장점들을 가지고 있지만, 개인 블로그나 카페에 올라오는 글들 중에는 검증되지 않은 내용이 너무 많아서 잘못된 정보나 국소적인 정보를 믿을 수 있는 지식으로 받아들여 시간과 돈을 낭비하는 사례가 얼마든지 있다. 아울러 의학적인 지식이 부족한 일부 종교인들은 정신병을 마귀나 귀신이 붙은 것으로 간주하여 퇴마 의식이나 감금, 금식기도 등 여러 가지 비합리적 방법으로 치료하려 들며, 주관적인 판단 아래 문제를 더 확대시키는 경우도 허다하게 일어나고 있다.

내게는 어떤 특정 집단의 대변인이 되고 싶은 마음이 추호도 없다. 어떤 특정 제품을 권하고 싶지도 않고, 그렇게 해서도 안 된다는 것을 잘 알고 있다. 의사들의 권위에 눌려 내 의사를 묵살시키는 것도, 의사들의 가치와 효용성을 축소시키는 행위도 옳지 않다는 사실을 안다. 그러기에 가급적 중립적인 자세를 지키려고 하며, 또 약간은 주관적일 수도 있겠지만 20여 년간 투병하고 극복해온 사람으로서의 할 말을 하려고 한다.

혹시 나의 의견이나 주장이 누군가에게 피해나 누를 끼치는 일이 없도록 많은 고심을 하였으며, 그런 부분 때문에 책을 완성하는 일이 1~2년 더 지체되기도 했다. 필자의 이야기와 분석이 100% 옳다고 주장하고 싶지도 않고, 그럴 수도 없는 일이므로 여러분도 무조건 맹

신하는 일은 없었으면 좋겠다. 왜냐하면 그런 태도가 더 나은 발전을 가로막는 것이 될 수도 있고, 주의했음에도 불구하고 나의 판단에 여전히 주관성이 결부되어 있을 수도 있기 때문이다.

  99명에게 유용한 것이 1명에게는 치명적인 해가 될 수도 있다. 전문가의 도움을 받되 무조건적으로 의지하려는 태도는 지양하시기를 바란다. 이 책과 더불어 자신이 개선할 부분을 스스로 찾고 노력하는 환우들이 되기를 소망한다.

1
우울증의 두 얼굴

우울증은 가볍게 털어버릴 수 있는 수준부터 자살로 이어지는 심각한 지경까지 그 형태가 다양하다.

세계보건기구(WHO)는 2020년에 이르면 우울증이 모든 연령에서 나타나는 질환 중 1위를 차지할 것으로 내다보고 있다. 즉, 우울증이 2020년에 '미래 질병 1위'로 급부상한다면 암과 같은 육체적 질병으로 인한 사망률보다 우울증에 의한 사망률이 더 높아질 것으로 예상했다. 최근 우리나라가 경제협력개발기구(OECD) 회원국들 중 자살 사망률이 1위이며, 그중에서도 충청남도가 불명예의 1위(2010년도 기준)를 기록했다. 통계청에서 집계한 '2008년 사망 원인 통계'에 따르면 자살로 사망한 사람이 1만 명을 넘어서고 있고, 이런 가운데 자살과 우울증이 밀접한 '상관관계'를 보이고 있어 주의가 요구된다.

우울증의 정의와 진단

우울증(Depression) 즉 우울장애(depressive disorder)는 의욕 저하와 우울감(a feeling of depression)을 주요 증상으로 하여 다양한 인지 및 정신적·신체적 증상을 일으켜 일상 기능의 저하를 가져오는 질환을 말한다.

우울증의 판별

미국 정신의학회(American Psychiatric Association)에서 펴낸 《정신장애 진단 통계 편람(DSM-Ⅳ-TR)》의 진단 기준은 다음과 같다.

(1) 다음의 증상 중 5가지 이상이 동일한 2주일 동안에 나타났고, 예전과 비교하여 기능 차이를 나타낸다. 적어도 하나의 증상이 '우울한 기분' 이거나 '흥미 또는 즐거움의 상실' 이다.
① 주관적 설명(예 : 슬프거나 공허함)이나 타인에 의한 관찰(예 : 눈물을 글썽임)에 의해 거의 매일같이 하루 종일 우울한 기분을 보임.
② 주관적 설명이나 타인에 의한 관찰에 의해 거의 매일 하루 대부분의 활동에서 흥미가 현저하게 감소됨.
③ 식이 조절을 하지 않는데도 체중이 감소하거나 증가함(예 : 1개월에 체중의 5% 이상 변화). 또는 거의 매일 식욕의 감소나 증가가 보임.
④ 거의 매일 불면 또는 과수면.
⑤ 거의 매일 정신운동 흥분 또는 지체(단순히 안절부절못하거나 느려진다는 주관적 느낌뿐 아니라 타인에 의해서도 관찰이 가능함).
⑥ 거의 매일 피로 또는 에너지 상실.
⑦ 거의 매일 단순한 자기 비난이나 아픈 데 대한 죄책감이 아닌 무가치감 또는 과도하고 부적절한 죄책감이 보임(망상적일 수도 있음).
⑧ 거의 매일 사고와 집중력의 감소, 결정 곤란을 보임(주관적 설명이나 타인에 의해 관찰됨).

⑨ 죽음에 대한 반복적인 생각(죽음에 대한 공포가 아님), 구체적 계획이 없는 반복적인 자살 시도나 자살을 자행하려는 구체적 계획 작성.
(2) 증상은 혼재성 삽화(조울증에서 조증과 우울증이 공존하는 경우)의 기준에 맞지 않아야 한다.
(3) 증상은 임상적으로 의미 있는 고통을 일으키거나 사회적·직업적 영역과 다른 중요한 기능 영역에서 손상을 일으킨다.
(4) 증상은 남용 약물, 치료 약물과 같은 물질에 대한 직접적·생리적 효과나 일반적인 의학적 상태(예 : 갑상선기능저하증) 때문이 아니어야 한다.
(5) 증상은 사랑하는 사람과의 사별 등에 의해서도 나타난다. 즉, 사랑하는 이를 잃고 나서 증상은 2개월 이상 지속되며, 현저한 기능적 손상, 무가치감에 병적 집착, 자살 의도, 정신병적 증상, 정신운동 지연 등의 특징이 있다.

일반적인 우울증 삽화(증상)로는 다음과 같은 것들이 있다.

① 앞으로 아무런 희망도 없다고 느껴질 때.
② 차라리 죽는 것이 낫다고 생각될 때.
③ 세상에 나 혼자라고 느껴질 때.
④ 그대로 있으면 무슨 일을 저지를 것 같을 때.
⑤ 괴로움을 혼자 견디기 힘들 때.
⑥ 불면증에 시달릴 때.
⑦ 체중의 감소 또는 증가가 심할 때
⑧ 지나친 죄책감에 시달릴 때.

⑨ 누가 자신을 놀리거나 남들이 나에게 피해를 주고 있다는 생각 때문에 괴로울 때.

⑩ 주위에 아무도 없는데 누군가의 목소리가 들리는 경험을 할 때.

⑪ 아무 일도 하기 싫어 주부가 집안일을 못하거나 직장인이 업무를 제대로 못하거나 학생이 공부를 할 수 없어 성적이 떨어지는 때.

⑫ 말수가 줄어들거나 짜증이 늘어나는 등 성격이 변한 듯한 때.

⑬ 술, 담배, 기타 여러 약물(진통제 등)을 상습적으로 복용하거나 남용할 때.

⑭ 고혈압, 당뇨 등 신체적인 질환이 있는 사람이 우울해할 때.

⑮ 나는 이상이 없다고 생각하는데 남들이 병원에 가보라고 권할 때.

우울증의 두 얼굴

우울증은 크게 전형우울증과 비전형우울증의 두 가지로 분류된다. 또한 양극성우울증(兩極性憂鬱症)은 조울증(양극성장애)을 반드시 동반한다고 하여 이런 이름이 붙었다. 전형우울증을 단극성우울증으로, 비전형우울증을 과수면형우울증으로 분류하기도 한다.

두 부류의 우울증 중 하얗게 밤을 지새우며 초조감과 불안감이 함께 밀려오는 것이 전형우울증, 반대로 자꾸만 무력해지고 잠이 오면서 허무감과 자신감을 상실하게 되는 것이 비전형우울증이다.

이 둘은 모두 호르몬의 교란으로 발생하는 우울증이다. 전자는 교감신경계가 항진되면서 시작되고, 후자는 부교감신경계가 항진되면서 시작되는 것이 다른 점이다. 전자는 잠을 잘 자야 상태가 좋아지고, 후자는 지나친 수면 욕구가 제거되어야 증상이 개선된다.

두 가지로 분류된 우울증 증상 중에서도 상황별로 다양한 것들이 존재하기 때문에 전문가의 면밀한 상담을 받아보는 것이 치료에 도움이 될 수 있다.

우울장애는 평생 동안의 유병률이 10% 이상이다. 특히 여자에서는 20% 이상에 이른다. 감정, 생각, 신체 상태, 행동 등에 변화를 일으키는 심각한 질환이다. 이것은 한 개인의 전반적인 삶에 큰 영향을 준다.

우울증은 일시적인 우울감과는 다르며, 개인적인 나약함의 표현이거나 의지로 없앨 수 있는 것이 아니라는 기준을 의학계는 가지고 있다. 필자 역시 경험자로서 타당함을 인정하지 않을 수 없고, 의지의 문제로 접근하면 안 되는 심각한 질병임을 강조하고 싶다. 다만 의지가 약한 사람보다는 강한 사람이 치료에서 더 빠른 회복을 보일 수 있지만 말이다.

우울증은 왜 발병하는가

너무나 상투적인 질문이자 근원적인 질문이기도 하다. 의학계에서는 "분명한 원인은 아직 명확하지 않으나 다른 정신 질환과 같이 다양한 생화학적·유전적·환경적 요인이 우울증을 야기할 수 있다"라고 일반적으로 말하고 있다.

1. 생화학적 요인

'신경전달물질'이라고 불리는 뇌 안의 호르몬 물질이 뇌 기능과 연결되어 있고, 우울증 발생에 중요한 역할을 하는 것으로 알려져 있다.

뇌 속에서는 뇌에 필요한 호르몬이 분비되는데, 우울증의 경우 세로토닌, 노르아드레날린, 도파민(이들을 카테콜아민류라고 함)이 적게 분비되고(경우에 따라서는 반대일 수도 있다), 주로 이용되는 항우울제(우울증을 감소시키는 약)인 SSRI 계열(세로토닌 재흡수 억제제)은 방출된 세로토닌의 재흡수를 저해하여 역으로 뇌 안의 세로토닌을 증가시키는 작용을 한다.

아무튼 모노아민류의 부족으로 우울증이 나타난다는 것이 정설이다. 그러나 이것은 현상학적으로 드러난 증상에 대한 현재의 설명이며, 그것이 왜 그런지에 대한 의문은 계속 남아 있다.

2. 유전적 요인

유전적 요인에 대해 막연히 유전적이다 식의 표현 말고 좀 더 구체화한다면, 부모의 체질과 인자가 자녀에게 100%는 아니더라도 유전 법칙에 의해 전달되는 특성상 질병의 대물림이라고도 말할 수 있다.

그러면 유전적 요인이 지속적이고 영구적인 것이냐 할 때 그런 것은 아닌 듯하다.

예전에 한 다큐멘터리 프로그램에서 본 내용인데, 어떤 섬에 천식 환자가 50%를 넘었다. 그들의 조상들을 추적해보았더니 조상들에게서 천식 환자들이 다수 발견되었다. 그러나 후손들 중 일란성 쌍둥이 형제가 생활환경이 다르게 살았는데, 한 사람은 천식에 걸리고, 한 사람은 천식에서 자유로운 삶을 살고 있다는 내용을 본 적이 있다.

이렇듯 유전이 분명히 영향을 미치는 것은 사실이지만, 후천적 관리로 개선되는 경우도 있고, 선조 당시에는 없었으나(당시의 좋은 환경에 의해) 자녀 세대에 여러 가지 안 좋은 환경에 노출되어 발현되는 경우도 있을 수 있다.

부모에게 우울증이 있었을 때 자녀의 몇 퍼센트가 우울증에 걸린다는 식의 통계학적인 사실이 언제나 확실하고 변하지 않는 진리는 아닌 것 같다. 그리고 그런 통계학적인 유병률로부터 벗어나는 길은 얼마든지 있다. 후천적인 노력과 함께 전혀 유전적인 환경이 다른 배우자와 결혼함으로써 유전적인 결함을 교정할 수도 있는 것이다.

3. 환경적·후천적 요인

자신을 둘러싸고 있는 환경도 우울증 발생에 영향을 줄 수 있다고 보고되고 있다. 이런 환경적 요인은 삶에 있어서 대처하기 어려운 상황들인데, 사랑하는 사람을 잃는 것, 경제적 어려움, 강한 스트레스 등을 예로 들 수 있다.

사실 스트레스가 만병의 근원적인 역할을 한다는 것은 잘 알려진 상식이다. 스트레스 그 자체도 문제이지만, 스트레스로 인한 단식, 영양 흡수의 장애, 수면 부족 등 여러 다른 요인을 증가시켜 문제를 추가로 야기할 수 있는 가능성도 상당히 크다.

따라서 환경이 나빠서 질환에 노출된다면, 환자가 환경을 개선시켰을 때 회복률이 좋아질 것이라는 추론을 충분히 해볼 수 있고 이는 경험된 사실이기도 하다.

4. 우울증의 증상

깊은 우울감, 삶에 대한 흥미 및 관심 상실이 우울장애의 핵심 증상이다.

우울증의 가장 심각한 증상은 자살 충동으로서 우울증 환자의 3분의 2가 자살을 생각하고, 10~15%는 실제로 자살을 시도한다(질병의 특성상 주로 단극성우울증 환자들이 자해 시도를 더 많이 한다).

일부 우울증 환자는 자신이 우울증인 것을 알지 못하여 일상생활에서 상당히 위축되어 기능이 떨어질 때까지도 자신의 기분 문제에 대해 호소하지 않는다. 거의 대부분의 우울증 환자는 삶에 대한 에너지 상실을 호소한다. 학업 및 직장의 정상적인 업무를 끝까지 마치는 데에 어려움을 느끼고, 새로운 과업을 실행할 동기를 갖지 못한다.

우울증에 대한 의학적 견해

우울증의 발병 원인은 너무나 많아서 현대의학에서는 이것이다 저것이다 뚜렷한 단정을 짓지 못하고, 각 개인에 대한 정확한 원인을 무엇 때문이라고 명료하게 말해주지 못한다.

서양의학은 우울증을 단지 호르몬 분비의 장애로 보아서 그것을 통제하는 약물로 다스리고 있다. 그러나 약물을 먹기 이전 단계로 돌리는 약은 아직 나오지 않았기에, 약은 약이라도 완전한 약이라고 부르기에는 많이 미흡하고 한계성을 가진다. 하지만 미흡하더라도 더 큰 문제를 방지하기 위해 약물의 투여를 권장하고 있는 것이다. 우울증 약을 먹으면 완치된다고 말할 수 있는 의사는 단 한 사람도 없을 것이다.

서양의학과 달리 동양의학, 특히 중국과 우리나라에서 전해 내려오는 한방의학적 시각에서는 모든 질병은 우리 몸의 전체적인 부조화에서 초래된다고 본다. 그래서 국소적이고 세분화하여 보는 서양의학과 달리 몸 전체의 연관성을 관찰하고 처방하는 특징이 있다. 그러나 우리나라에서 우울증에 대한 전문 한의원을 자처하는 곳이 여러 군데 있으나, 신빙성 있게 진료하는 한의원은 아직 없는 것 같다.

사람의 몸은 이완(또는 수면)과 각성(또는 활동성)을 반복하고, 자율신경계(각성과 흥분을 담당하는 교감신경계와 이완과 수면 등을 주관하는 부교감신경계)와 호르몬과 이온 농도를 조절하는 내분계선 등 여러 신경계로 이루어져 있다. 서양의학에 기반을 둔 우울증 약물에 좋은 점과 함께 부작용과 한계성이 있듯이, 동양의학에 기반을 둔 한의학도 상황은 마찬가지이다. 그리고 한의학의 특성상 우울증 분야에 대한 연구가 예전에 비해 크게 향상된 것도 없어 보인다. 오히려 잘못된 약제로 인해 더 위험할 소지도 많다고 본다(한의사 면허가 있다고 하여 모든 한약재를 정확하게 다루지는 못한다).

일반적으로 한약은 자연에서 채취한 약재(식물 재료가 더 많음)를 쓰기 때문에 몸에 해가 없을 것으로 생각하기 쉬운데, 이는 아주 잘못된 생각이고 위험하기까지 하다. 우리가 적어도 약이라는 표현을 쓸 때 서양의학에서는 치사량이 있음을 인정하는 것이고, 한의학에서는 잘못 쓰거나 양을 초과할 때 독이 될 수 있음을 의미하는 말이기 때문이다.

약들은 보통 독성을 동반하고 있기 때문에 국가는 일정한 자격을 가진 의사나 약사만 다룰 수 있게 허가해준다.

한의학은 동양의 철학사상이 반영되어 성장한 학문이기 때문에 동양철학에서의 음과 양, 개체보다는 전체를 보는 시각에서 발전되었다. 필자는 질병을 보는 한의학적 관점이 큰 틀에서는 더 정확하고 설득력이 있다고 보지만, 현재 한의사들 중 정확히 진료할 수 있는 사람들은 그리 많지 않은 듯하다.

이렇듯 우울증의 발병에 대한 견해들은 너무 많아서 의견 일치가 쉽지 않아 보이며, 그것들을 모두 논하자면 백과사전의 크기로도 해명이 어려울 것이다.

다른 질환으로 우울증이 나타나는 경우도 있다

치료 방법은 그렇다 치고, 병에 대한 기본적인 이해를 하는 것이 우리에게는 가장 시급한 일이다. 환경적 우울증인지, 다른 질병으로 인한 반응으로서의 우울증인지, 조증 삽화가 있는 우울증인지, 신경증적 질환으로 인한 노이로제성 우울증인지, 생물학적 호르몬의 이상으로 온 내인성 우울증인지 전문가의 도움을 받아 정확히 아는 것이 중요하다. 그래야 효과적인 치료를 할 수 있고, 효과적으로 환우를 케어할 수 있기 때문이다.

또한 경우에 따라서는 다른 질환으로 우울증이 발현되었는데도 우울증 자체만 치료하려고 든다면 근원적인 치료가 가능하지 못한 것이다.

우울증에 대한 인식의 모호성

오늘날 많은 사람들이 우울증을 경험한다. 그러나 정말 심각한 우울증 환자와 이른바 '나이롱(나일론)' 우울증 환자를 구별할 필요가 있다.

나일론 환자들은 정신병으로 인정하는 것은 싫어하면서도 "나 요즘 우울증이야" 등으로 자신의 처지를 한탄한다. 아주 틀린 표현은 아니지만, 사회적 인식의 모호함과 부정확성으로 인해 우울증만큼 흔하게 거론되면서 제대로 대처하지 못하는 병도 드물다.

경미한 우울증을 제외하고 약물을 먹어야 할 정도라면 사실상 정신병적 질병에 노출된 상태이다. 우울증은 조울증과 달리 환자가 조용히 지낸다고 해서 판단력에 문제가 없고, 정신이 건강하다고는 할 수 없다. 이는 분명히 질병이며 치료의 대상이다. 진정한 우울증에서는 인지적 변화와 함께 사고의 장애, 피해망상, 몸의 기능 저하까지 오기 때문이다.

가족과 이웃에게서 말로 받는 상처

적어도 우울증 때문에 약을 먹는 사람에게 우리는 각별히 말조심을 할 필요가 있다. 그런데도 흔히 우울증 환자에 대해 게으르다, 나태하다, 굼뜨다, 어눌하다, 몸을 잘 안 움직인다 등등 게으르고 무력해 보이는 모습을 곧이곧대로 지적하는 경우를 자주 볼 수 있다. 나도 이런 말들에 상처를 많이 받은 사람이지만, 다른 환우들도 비슷한 경험이 아주 많을 것으로 안다.

가뜩이나 외부세계를 힘들고 버거운 대상으로 보고 있는 우울증 환자에게 이처럼 채찍을 휘두르는 듯한 말은 더 빨리 달리게 하는 힘으로 작용하지 않고 그런 말을 한 사람에 대한 거부감, 실망감, 분노감만 키우게 된다. 그러면서도 우울증을 앓는 사람은 그런 감정을 속으로만 간직한 채 무력하게 잘 표현하지 못한다. 이런 현상을 보면서 어떤 이들은 그렇게 내성적이고 소심하게 사니까 우울증이 오는 것이라고 전문가가 된 듯 잘 아는 것처럼 말하기도 한다.

지면 관계상 우울증의 다양한 종류*에 대해 자세히 살펴보는 것은 생략하기로 하며, 대처 방법은 3부에서 제시하려고 한다.

---

* 우울증의 종류

1) 전형적 우울증, 2) 기분부전증(감정부전장애, 기분저하장애), 3) 양극성우울증, 4) 소아 우울증, 5) 청소년 우울증, 6) 산후 우울증, 7) 주부 우울증, 8) 계절성 우울증, 9) 갱년기 우울증, 10) 빈 둥지 증후군, 11) 노년기 우울증, 12) 공격적 우울증, 13) 외상 후 우울증, 14) 가성 치매, 15) 만성 불면증, 16) 화병, 17) 은퇴 우울 증후군, 18) 성공 후 우울증, 19) 월경 전 불쾌장애, 20) 우울 신경증, 21) 가면 우울증, 22) 우울 증상을 동반하는 적응장애, 23) 애도 반응, 24) 정신병 후 우울증, 25) 고3병, 26) 스트레스 관련 우울증, 27) 반응성 우울증, 28) 혼합형 불안우울장애, 29) 신체형 장애를 동반하는 우울증, 30) 이중 우울증, 31) 비전형적인 우울증(과수면적 우울증), 32) 약물에 따른 우울증, 33) 신체 질병에 따른 우울증

쉬어 가는 코너

필자가 운영하는 '코리안매니아'에 한 회원이 올린 글

(글 주소: http://cafe.naver.com/koreanmania/16022)

※ **나는 이런말에 상처받았다** 매니져 추천글   2011.04.06 15:01   삭제

     성글땡버   http://cafe.naver.com/koreanmania/16022   주소복사

우울증 삼년째
나았다심해졌다를 반복하는 제게 가장 상처 됐던말을 꼽아볼게요...

1. 다 마음먹기달린거야 니가마음을 굳게먹으면 이겨낼수 있어 -안되니까 이러는거예요

2. 정신력으로 버텨 - 저도 노력 했다구요

3. 쟤 또 왜 저래 - 이상한 사람 취급하지 마세요 당신들도 기분 나쁘면까칠해지잖아요

4. 단 것좀이먹어 - 단 거 먹어서 기분좋아진다면 밥대신 설탕이라도 퍼먹을수있네요

5. 약에 의존하지마 - 의존이 아니라 치료예요 -

6. 나도 우울해 사람은 다우울증 가지고있어 - 우울함과 우울증도 구분 못하시나요

전 이럴때 눈물나던데 님들은 어떠세요?
저랑 비슷한 사람들이라 생각하니 마음이 넘 편해요 ...^^

                              이 작성자의 게시글   ✓**구독하기**   더보기

쉬어 가는 코너

정크푸드, 우울증 확률 높인다

(한국일보 2009. 11. 3.)

'정크푸드(열량은 높으나 건강에는 좋지 않은 즉석식품)'를 많이 먹는 사람은 야채나 생선 위주로 제대로 된 식사를 하는 사람에 비해 우울증에 걸릴 확률이 높아진다는 연구 결과가 나왔다.

유니버시티칼리지런던(UCL) 연구팀은 55세 안팎의 성인 3,486명을 대상으로 식습관에 대해 설문조사를 한 뒤, 2개 군으로 나누어 5년 뒤 우울증 발병률을 조사한 연구 결과를 최근 영국 정신의학 저널에 실었다.

이에 따르면 튀김 음식, 가공육, 당분이 많이 포함된 후식, 고지방 유제품 등의 가공음식을 자주 먹는 사람은 과일, 채소, 생선 등을 먹는 사람에 비해 우울증에 걸릴 확률이 58%나 높은 것으로 나타났다.

연구팀은 그 이유에 대해 추가적인 연구가 필요하다고 밝힌 뒤, 과일과 야채에 있는 항산화 물질과 브로콜리, 시금치, 콩 등에 든 비타민B 복합체인 엽산이 우울증 예방 작용을 하는 것으로 보고 있다.

또 생선에 많이 포함된 불포화지방산이 우울증 예방 효과를 내는 것으로 판단하고 있다. 식습관과 정신 건강 사이의 연관성에 관한 조사는 이번이 처음이라고 연구팀은 의미를 부여했다.

연구팀을 이끈 에릭 브루너 박사는 <데일리메일> 신문과의 인터뷰에서 "운동 등 다양한 생활 습관이 우울증에 영향을 미치지만, 식습관은 독립적으로 중요한 역할을 하는 것으로 나타났다"라고 강조했다.

정신건강재단의 앤드루 맥컬로치 박사는 "포화지방이나 설탕 등의 섭취는 늘어나는 반면, 신선한 음식 소비는 줄어드는 등 주식이 점점 더 건강에 좋지 않은 방향으로 바뀌고 있다"라며 "특히 패스트푸드점으로 향하는 사람들이 많아 걱정"이라고 말했다.

2
조증(mania)에 대한 이해

조증의 판별

미국 정신의학회에서 펴낸 《정신장애 진단 통계 편람》의 조증에 대한 진단 기준은 아래의 7가지 예와 같다.

조증 삽화란 비정상적으로 고조된 기분이 최소 1주일 이상 지속되는 상태를 말한다. 또한 아래의 진단 기준 가운데 최소한 3개 이상을 만족시켜야 한다.

(1) 지나친 자신감이나 과대 현실성을 넘어서는 과도한 사고(思考).
(2) 수면 욕구의 감소.
(3) 지나치게 말이 많음.
(4) 생각의 속도와 양이 지나치게 빠르고 많음.
(5) 주의 집중이 안 됨(경조증인 시기에는 오히려 집중력이 증가하기도 함).
(6) 지나치게 증가된 활동이나 정신운동성 초조함.
(7) 즐거움을 추구하는 행동에 지나치게 몰두함.

폭풍과도 같은 감정, 조증 이해하기

마니아(mania), 매닉(manic)을 다른 말로 표현하면 조증이다. 마니아라는 것은 무언가에 빠져 있는 사람, 열광하는 사람이라는 뜻으로서 우리말로는 미쳐 있는 사람, 광팬이라고 번역할 수 있다.

조증은 의학 용어로 마니아(mania)라고도 하는데, 일반인이 생각하는 마니아와 달리 정신의학에서는 정신 질환의 용어로 본다. 3~6개월 정도 지속되다가 그 후에는 우울증으로 빠져들거나 평소처럼 증상이 누그러든다.

일반적으로 통용되는 마니아가 상황 분석력과 커뮤니케이션이 가능한 상태에서 어떤 특정한 것에 빠져 있는 사람이라면, 질병으로 보는 마니아(조증 환자)는 자기 의지를 잘 통제하기 어렵고 남의 통제도 잘 수용하지 못하는 생물학적 질병 상태에 놓인 것을 말한다.

조증은 보통 우울증을 경험한 다음에 오는 경향이 있다. 단순히 조증만 있는 환자는 아주 적다는 보고가 있다. 보통 우울증을 동반하는 경우가 많은데, 이 경우 증상의 가벼움과 무거움에 차이가 있을 뿐 양극성장애 즉 양극성우울증(우울증과 다른 극의 조증을 경험하기 때문에)으로서의 조증이 발현된 것이라고 볼 수 있다. 조증을 경험하는 사람이라면 우울증이 없었는지 되돌아볼 필요가 있다. 조증 기간이 지나고 다시 우울증 기간이 올 수 있기 때문이다.

앞 장에서 다루었던 우울증과 달리 조증은 매우 능동적이어서 메시지를 받는 입장이 아니라 주는 입장으로 바뀌게 된다. 우울증 증세에서는 다른 사람들로부터 상처를 받았다면, 조증 증세에서는 상처를 주거나 부담을 주는 쪽으로 행동하게 된다. 그리고 싶어서가 아니라 호르몬이 그렇게 만드는 것이다.

조증 환자는 타인들에게 가차 없이 지적하고, 비평하고, 싸울 준비가 되어 있는 것처럼 보이기도 한다. 누구도 조증 환자를 공격할 수 없다. 웬만한 말에 상처를 받지도 않을 뿐 아니라 마음만 먹으면 아주 공격적인 행동도 과감히 할 수 있기 때문이다.

경미한 조증에서는 자기 일에 몰두하는 워커홀릭(workaholic)으로 보이는 경우가 더 많다. 그리고 아주 바쁘게 움직이는 노력파로 보이기도 한다.

어떤 사람은 망상을 경험함으로써 알 수 없는 황홀경을 맛보거나 종교적인 체험을 하기도 한다. 또 깨달음의 경지에 이른 것 같은 기분을 느끼기도 한다. 이는 도파민이나 흥분을 자극시키는 호르몬이 평소보다 많이 분비되기 때문이다. 어떤 사람은 종교에 무관심하다가도 조증 때만 되면 특별히 종교성을 띠며, 철학적이고 형이상학적인 문제에 몰두하기도 한다. 이것 역시 호르몬의 작용에 의한 것이다.

우울증이 있던 사람이 갑자기 너무 밝아지고 조증 증상을 나타내면 조울증을 의심하여야 하며, 치료를 빨리 시작하는 것이 좋다. 오래 둘수록 극조증과 우울증이 함께 나타나는 양극성장애를 겪을 수 있기 때문이다.

양극성장애인은 모두 조증을 경험한다. 그 시기에는 일반적으로 일에 대한 의욕이 증가하고, 말이 빨라지고, 잠이 줄어도 별로 피곤함을 느끼지 못하는 특성이 있다.

조증에도 여러 단계가 있다

조증도 자세히 관찰하면 여러 단계가 있다. 아주 미약한 경경조증→경조증→조증→극조증이다. '경경조증'은 필자가 서술의 편의를 위해 만든 말이지만, 조증의 진행 과정이 앞서 나열한 바와 같은 형태로 이루어진다고 보면 된다.

사실 조증 증상을 여러 번 경험한 가족이 아니면 경조증 상태에서는 이상하다는 것을 쉽게 알아차릴 수 없다. 그저 조금 적극적이고 활발한 사람쯤으로 보이기 때문이다. 심지어 오랜 시간 같이 있는 사람마저도 조증 상태에서 발병한 사실을 알기 어렵다. 그러나 환우의 가족은 환우의 고유한 성격을 미루어 조증 재발을 짐작할 수 있다.

조증 삽화와 그 위험성

조용하고 차분하던 사람이 평소와 다른 행동을 하면 조증을 의심해보아야 한다.

① 돈 씀씀이가 커져 자기 분수에 넘치는 값비싼 물건을 마구 사들이는 경우.
② 무모한 사업 계획, 투자 계획을 세우고 실행에 옮기려고 하는 경우.
③ 말이 많고 빨라지며, 목소리가 커지고 자신감에 넘쳐 자기 주장이 강해지는 경우.
④ 쓸데없는 전화를 많이 걸고, 별로 잘 알지도 못하는 사람들을 만나며 활동적이 되는 경우.
⑤ 자기가 세운 무모한 계획을 수행한다며 밤늦게까지 일하고 잠을 잘 자지 않는 경우.
⑥ 성적으로 문란해지고 과음을 자주 하는 경우.
⑦ 자신에게 새로운 힘이나 능력(초능력)이 생겼다고 믿는 경우.

⑧ 누군가가 자신을 감시하고 도청하며 괴롭히고 있다는 생각을 가지는 경우.
⑨ 아무도 없는 조용한 방에서 다른 사람이나 신의 목소리를 듣게 되는 경우.
⑩ 과격한 행동, 난폭한 행동, 이상한 행동을 하는 경우.

또한 연관되는 다른 문제로는 무단결석, 학업 실패, 직업적 실패, 이혼, 반사회적 행동 등이 있다. 다른 정신장애들로는 신경성 식욕부진, 신경성 폭식, 주의력 결핍 및 과잉행동장애, 공황장애, 사회공포증 같은 것이 있다.

조증의 경우 무모한 투자를 하거나 싼 값에 부동산을 처분하는 등 회사나 가정에 재산상의 큰 손실을 끼칠 수 있다. 이에 대한 안전장치를 본인 스스로나 가족들은 필히 고려해야 할 필요가 있다.

이중인격자처럼 보일 수도 있는 조증 환우의 아픔

해리성장애 즉 빙의나 다중인격은 신경증에서 오는 장애인 반면, 우울증이나 조울증은 생물학적 문제인 정신증에 속한다.

사람은 누구나 고유의 성격을 가지고 태어난다. 평소에는 일상생활에 잘 적응하며 살다가도, 우울증에 걸리면 움츠러들고 나약해진다. 또 조증이 오면 과다하게 친절하거나 선심을 베풀기도 하고, 폭력적이 되거나 관용적이 되기도 한다.

조울증 환우가 다중인격자는 아니지만, 이런 환우와 같이 지내는 친구들이나 회사 동료들에게 가끔씩 그(그녀)를 변덕쟁이나 이중적인 사람으로 오해할 수 있는 일이 벌어진다. 심지어 가족마저도 그런 눈으로 볼 수 있다.

사람들은 조울증을 앓는 사람의 기분에 동참해보지 않았기 때문에, 또 같이 입원해본 적도 없기 때문에 질병에 대한 이해나 관심이 거의 없는 경우가 대부분이다. 조울증 환우는 그 병의 특성상 우울증 상태에서는 미워하던 사람을 조증 상태에서는 웃으면서 만날 수 있는 관용적인 상태가 되기도 한다(아니면 미워하던 감정을 드러내고 싸우려 들 수도 있다).

이 같은 일련의 행동들에 일관성이 결여되어 있으므로 이중인격자나 음흉한 사람으로 오해받을 소지가 충분히 존재한다. 그러나 당사자로서는 자기 감정에 충실한 죄밖에 없다.

여기서는 조증에 대한 대략적인 이해를 돕기 위한 이야기들로 구성했으며, 대처 방법은 3부에서 언급하겠다.

3
조울증은 양극의 부조화

조울증(Bipolar disorder, Maniac-depressive disorder)은 기분장애 질환이다. 우울 삽화(depressive episode)의 유무에 상관없이 한 번 이상 조증 삽화가 있으면 양극성장애로 분류된다.

양극성장애는 최근 삽화적 증상에 따라 조증, 우울증 또는 조증과 우울증의 혼합으로 분류되는데, 이때 조증과 우울증의 혼합을 소위 말하는 '조울증'이라고 한다.

조울증은 우울 삽화와 함께 기분이 고양된 조증 상태가 반복되어 나타나는 질환으로 정의된다.

조울증의 판별

미국 정신의학회에서 펴낸 《정신장애 진단 통계 편람》의 조울증 진단 기준은 다음과 같다.

1. 판별

《정신장애 진단 통계 편람》의 기준을 완전히 충족시키려면 7가지의 부가적 증상(팽창된 자존심 또는 과대성, 수면 욕구 감소, 평소보다 말이 많거나 계속 하고 싶은 욕구, 사고의 비약 또는 질주, 주의 산만, 목표 지향적 활동의 증가나 정신운동성 초조, 고통스러운 결과가 초래될 가능성이 높은 쾌락적인 활동에 지나치게 몰두함) 중 3가지 이상이 나타나야 한다.

2. 임상 경과

양극성장애는 만성적인 순환성장애로 어떤 환자에게서는 예측하기 어렵게 다양한 증상으로 나타난다. 가족, 친구, 동료로부터의 소외, 빚, 일자리 상실, 이혼, 기타 생활 문제 등에 의해 심각한 기능장애에 이를 수 있다.

3. 아동과 청소년에서의 양극성장애

대체로 우울증이 먼저 나타나며, 아동에서의 특징은 격렬한 분노(intense rage)로 표출된다.

주의력 결핍, 과잉행동장애나 행동장애 등 다른 정신장애를 동반하기도 한다.

4. 노인에서의 양극성장애

일반적으로 나이가 들수록 조증 발병이 감소된다고 여겨져왔다. 그러나 최근에 만발성(late onset) 양극성장애를 확인하였고, 나이가 들면서 조증 발병률이 증가하는 것으로 보고 있다.

양극성장애 1형, 양극성장애 2형

《정신장애 진단 통계 편람》에서는 양극성장애를 양극성장애 1형(우울증이나 조증 또는 혼합 삽화의 기간), 양극성장애 2형(우울증과 경조증), 순환성장애(우울증 삽화의 기준을 충족시키지 못하는 우울증 삽화와 경조증 삽화의 기간)로 나누고 있다.

이들 각 항목들은 가장 최근의 기분 삽화(증상)나 재발성 삽화의 과정을 의미한다. 예를 들어 양극성장애 1형은 가장 최근의 조증 삽화와 정신병적 특징을 동반한 심각함 정도를 나타낸다.

조울증의 발병률

조울증은 특별한 사람에게만 나타나는 것이 아니라 누구에게나 일어날 수 있는 질환이다. 20세 이후 나의 주변인만 해도 상당히 많았다.

나의 남동생도 두세 번 재발하였고, 처형의 친구 중에도 아주 증상이 심한 여성이 있어서 여러 번 만나본 적이 있다. 또한 내가 활동하던 단체에서 평소 아무렇지 않던 사람이 갑자기 발병하는 것을 보았고, 내가 다니는 교회의 형제자매 중에도 몇 명 있었다. 내가 운영하는 커뮤니티 사이트를 제외하고도 주변에서 발병한 사람을 자주 본다. 사회 활동을 좀 하는 사람이라면 주변에서 우울증 환자는 말할 것도 없고, 조울증 환자도 심심찮게 만나게 될 것이다.

통계에 의하면 인구 100명당 1~2명꼴로 발병한다고 보고되고 있지만, 내가 보기에는 그보다 좀 더 많을 것 같다. 그리고 잠재적 양극성장애의 발병 소지가 있는 비전형우울증 환자까지 더하면 10%를 훨씬 상회할 것으로 보인다.

현대인의 잘못된 식습관과 사회적 환경이 조울증을 유발시킬 수 있는 요인으로 작용한다는 점에서 앞으로 점점 더 많은 발병이 예상되기도 한다.

조울증의 발병 원인과 상관관계에 있는 것들

우울증의 발병 원인에서 보았던 것과 같이 조울증의 발병 원인에 대해서도 정신의학의 기본 입장은 무엇무엇 때문이라는 규정을 짓지 못하고 있다. 다만 유전적 원인, 환경적 원인, 생물학적 호르몬의 부조화가 중요 원인이라고 보통 이야기한다.

1973~2004년 사이 스웨덴 내의 정신병원에서 퇴원한 모든 환자 기록을 분석한 연구 결과에 따르면, 총 35,895명이 정신분열증이고 40,487명의 양극성장애를 앓은 환자 중 정신분열증이나 양극성장애를 앓았던 환자의 1촌 역시 이 같은 장애가 발병할 위험이 높았다.

정신분열증을 앓은 아빠나 엄마가 있는 경우 이 같은 장애가 없는 부모의 자녀들에 비해 정신분열증이 발병할 위험이 9.9배 높은 수치를 보였다. 또한 정신분열증을 앓은 부모가 있는 사람에게 양극성장애가 발병할 위험 역시 5.2배 높았으며, 양극성장애를 앓은 부모가 있을 때 양극성장애와 정신분열증이 발병할 위험 역시 각각 6.4배, 2.4배 높았다.

한편, 이 같은 장애 중 한 가지 이상을 가진 형제나 자매가 있을 경우에도 역시 같은 장애가 발병할 위험이 크게 높아지는 것으로 나타났다.

연구팀은 종합적으로 볼 때 정신분열증과 양극성장애의 유전성은 각각 64%, 59%라고 밝혔으며, 양극성장애와 정신분열증 모두에 공통적인 유전적 인자가 있다는 결론을 내린 바 있다.

이 밖에 여러 학자들과 의사들의 의견은 인터넷을 검색하면 쉽게 알 수 있는 내용이라서 생략하기로 하고, 독자들이 궁금해할 필자의 의견을 제시해볼까 한다.

1. 비전형우울증을 경험한 이들이 더 걸리기 쉽다

첫 번째, 조울증의 발병은 우울증(비전형우울증)과 깊은 연관이 있는 것으로 보인다. 그 근거로 조울증에 걸린 사람은 거의 비전형우울증을 경험하며, 70% 이상이 우울증을 먼저 경험했다는 통계도 있다.

2. 유사한 질환을 경험한 이들

두 번째, 과잉행동적인 성향의 사람들이 잘 걸릴 수 있다고 본다. 과잉행동장애(ADHD)까지는 아니더라도 이런 경향에 해당하는 사람들이 많다. 이런 증상을 드러내는 아이나 성인은 우울증의 반대의 극(pole), 즉 조증에서 볼 수 있는 증상을 나타낸다. 조증과 달리 크게 망상 증상을 일으키지는 않지만, 약간의 흥분과 각성이 일어난 상태임을 알 수 있다.

이렇듯 기준치 이상으로 흥분이 지속되고 기준치 이하로 우울이 지속된다는 것은 조울증 증세가 일어날 가능성이 있는 위험 군으로 볼 수도 있다.

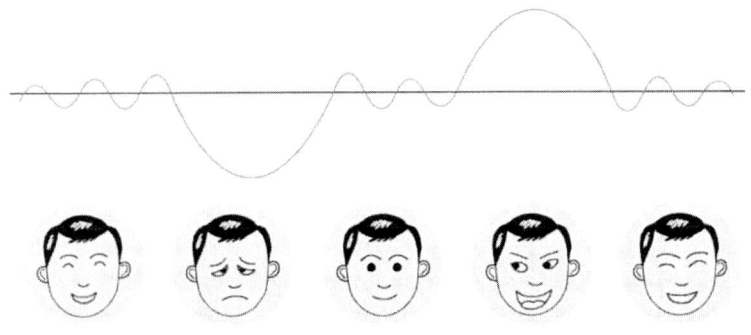

조울증 환우의 기분 그래프

한편, 위의 그림에서 보이는 바와 같이 조울증은 그래프의 위아래로의 움직임이다. 아래(우울증)가 부교감신경계의 항진이라면, 위(조증)는 교감신경계의 항진이다. 이렇듯 양쪽의 균형이 불안정하여 호르몬의 양이 줄었다 늘었다 하는 것이다.

예를 들어 고무줄이 있다고 하자. 고무줄을 아래도 잡아당기면 다음에는 어떻게 될까? 아마도 위로 튕겨 올라갈 것이다.

이렇듯 우울증과 조증은 음과 양, 남자와 여자, 낮과 밤, 플러스와 마이너스, 동전의 앞면과 뒷면처럼 떼려야 뗄 수 없는 그런 관계에 있다. 그러나 단극적 우울증만 있는 사람은 예외이다. 교감신경계가 흥분하여 불면과 함께 우울이 오기 때문에 과수면적 우울증을 동반하는 조울증 환자의 우울증과는 다른 것이다. 따라서 치료법도 전혀 달라야 한다.

3. 자율신경계 흥분(항진)

우리 몸에는 중추신경계와 자율신경계라는 것이 있다. 조증 상태에서는 중추신경계가 흥분되고, 자율신경계의 한 쪽인 교감신경이 항진된다. 그래서 통증도 약화되며, 추위도 덜 타는 상태가 된다. 차분하던 사람도 전화를 많이 하고, 약속을 연이어 잡고, 어딘가를 가야만 직성이 풀리는 상태가 된다.

우리가 커피를 많이 마시거나 담배를 많이 피울 때 각성이 일어나는데, 조울증 상태는 그보다 더 극심한 각성 상태가 된다. 조울증은 우울증과 조증을 모두 포함한 의미이지만, 조울증이 재발했다고 할 때에는 보통 조증 상태에서 극조증으로 발전하는 단계 사이의 범위를 말한다.

4. 몸의 부조화

우리 몸은 하루아침에 만들어지지 않았다. 수천수만 년, 아니 수백만 년 전부터 진화를 거듭해온 것이다. 인간은 그 오랜 세월을 지나오면서 번식을 무한히 반복하였고, 환경에 잘 적응하며 살아왔다.

지구상의 생명체가 살아가는 데 빼놓을 수 없는 것이 세 가지 있는데, 땅과 물과 태양이 그것이다. 이 세 가지 중 어느 하나라도 존재하지 않는다면 생명체는 존재할 수 없을 것이다.

우리가 먹고 사용하는 기름이라는 물질은 태양열이 다른 형태로 저장된 것이다. 나무가 광합성을 하여 자체적으로 지방을 만들어내기도 하고, 풀과 곡물을 동물이 먹어서 탄수화물이 지방으로 만들어지기도 한다.

다시 지방을 녹여 불을 붙이면 작은 태양(초, 횃불)이 활활 타오른다. 참으로 신비롭다. 우리 몸을 이해하기 위해 우주의 생성까지는 모르더라도 적어도 기본적으로 돌아가는 과정을 알아두면 의학에도 큰 도움이 되리라고 믿는다.

태양이 지구의 다른 쪽을 비추는 저녁이 되면 어둠이 내린 곳에는 휴식이 찾아온다. 식물도 동물도 대부분 잠이 든다. 잠을 푹 자야 식물은 알차게 열매를 맺고, 동물도 개운한 몸으로 새로운 하루를 시작할 수 있다.

수백만 년 동안 지구에서의 삶은 이렇게 반복되었기 때문에 우리 인간도 거기에 적응되어 살아왔다. 인간이 촛불 같은 것을 발견한 것은 수천 년 전의 일이지만, 지금같이 형광등이나 백열전구로 밤을 밝힌 것은 채 100년도 안 되었다.

1970년대까지만 해도 우리나라의 농촌 지역에는 전기가 안 들어오는 곳이 많았다. 그리고 1980년대까지만 해도 에너지 절약을 외치며 밤이 되어도 최소한의 전기만 사용하였다.

그러나 오늘날에는 편의점이 현대문명의 상징처럼 24시간을 밝히고 있고, 컴퓨터의 보급으로 밤을 꼬박 새우는 청소년들이 늘어나고 있다.

식생활에서도 엄청난 변화가 초래되었다. 수만 년 동안 먹어오던 자연친화적인 먹을거리에서 맛과 편의를 쫓는 패스트푸드로 식생활 패턴이 옮겨가고 있다. 그뿐만이 아니다. 고지방 음식, 가공음식, 식품첨가물이 다량 함유된 음료수와 과자로 우리의 배를 채우고 있다.

이로써 몸도 자연히 변화를 일으켜 비만, 정신 질환, 각종 성인병이 난무하고 있다. 저질 음식의 섭취는 그 자체로도 문제이지만, 그것을 먹음으로써 몸에 좋은 음식을 먹지 못하게 되고 비타민이나 미네랄 등 각종 필수 성분을 섭취할 기회를 박탈당한다는 점에서 더 큰 문제가 있다.

5. 현대인은 스트레스에 약하다

심리적 또는 환경적 요인도 있다. 심리적 요인이 문제가 될 수 있는 이유는 심리적 충격이 몸의 이상을 일으키는 직접적인 요인으로 작용할 수도 있기 때문이다. 어떤 이유로 근심이 지속되다 보면 식욕이 떨어지고, 운동성도 떨어지며, 병에 대한 면역력도 감소한다. 이로 인한 영양 불균형 등 변화된 환경이 원인으로 작용하여 조울증으로 발전할 수 있다.

우주에는 관성의 법칙이 있다. 한 번 무너진 둑이 잘 무너지듯 한 번 발병한 질병은 재발이 잘 되는 특성이 있다. 평소에 잘 관리하였으면 발현하지 않을 질병이 불규칙한 식사, 심한 스트레스 같은 환경의 변화로 쉽게 발병하는 상황이 만들어진다.

이상에서 살펴본 것 외에도 여러 가지 요인이 있겠으나 큰 비중을 차지하는 것만 기록하였다.

조울증 환우들이 받는 오해들

조울증 환우들이 받는 여러 가지 오해가 있다.

첫째, 조울증이 발병했는데도 빨리 입원 조치를 취하지 않거나 약물로 호전시키지 않으면 더욱 괴이한 행동을 보이며, 증상이 심할 경우 실제로 미친 상태가 되기도 한다. 이를 지켜본 사람은 환자가 회복 불가능한 폐인이 되었다고 오인하고 단정을 내리며, 이로 인해 친구 관계, 동료 관계 등은 물론 심지어 혈족과의 관계마저 끊어지는 아픔을 겪게 되는 경우가 많다.

그러나 조울증은 재발하지 않거나 재발하더라도 일상생활을 잘 영위할 수 있고 얼마든지 치료가 가능한 질병이다. 그리고 양극성장애는 안정을 찾으면 정상적인 삶을 수행하는 능력이나 기능이 가장 양호한 정신 질환이다.

둘째, 관계가 끊어진 것은 아니라도 조롱의 대상이 되는 경우이다. 병 때문에 이상한 행동을 보였어도, 회복되면 멀쩡한 정상인으로 돌아온다. 이때 가족이나 이웃이 환자를 이해하고 걱정해줄 수도 있지만, 비난하고 질책하는 사람도 있다.

비난하는 사람은 조울증에 대한 지식이 전무하여 그저 자기 생각대로 환우를 비판한다. 그런데 환우는 이상한 행동을 하고 있을 때에도 완전히 정신이 나간 것이 아니라 일어나는 일들을 잘 기억하고 있다. 사물을 판단하고 이성적으로 행동하는 능력과 기억하는 메커니즘은 뇌의 다른 쪽에 나누어져 있기 때문에 기억한다고 해서 제정신이라고 말할 수는 없으며, 자신이 컨트롤할 수 있는 것과는 전혀 다른 뇌 기능상의 문제이다.

셋째, 노멀(nomal)한 상태와 우울 삽화가 있는 상태와 조증 상태에 따라 행동하고 말하는 방식이 다르기 때문에 환자의 언행이 아주 변덕스럽고 허풍을 잘 떠는 사람처럼 보일 수 있다. 조증 상태에서는 능력 이상으로 많은 계획을 세우며, 본인은 실천할 수 있다는 확신을 가지고 말하더라도 사실상 본인의 능력으로는 무리인 경우가 많아서 결국 말이 앞서는 사람이 되고 만다.

타인들은 그가 과시욕을 주체하지 못하여 허풍을 떠는 것으로 받아들일 수 있다. 그러나 환자의 입장에서는 현실성이 충분하다고 믿기 때문이지 일부러 허풍을 떨려고 하는 것은 아니다. 이 차이에서 오해가 발생한다.

누구나 잘나고 멋진 사람으로 보이고 싶은 욕구를 가지고 있지만, 일반적으로 그것을 표현하는 것은 미덕이 아니기에 속에 담아두고 산다. 그러나 조증 상태에서 의기양양해하는 것은 허영심이기보다 자신의 꿈이 현실로 이루어질 수 있다는 확신에 의한 것으로 보아야 한다.

4
조현증이 양극성장애와 다른 점

 이 책에서 중요하게 다루는 것은 조울증과 우울증이다. 그러나 이 질환들을 잘 이해하기 위해서는 정신병의 대표 격인 조현증(정신분열증)에 대해서도 알 필요가 있다. 그래야 조울증과 우울증을 다른 질환과 혼동하지 않고 더 잘 이해할 수 있을 것이다. 양극성장애와 조현증의 다른 점을 고찰해보자.

조현증(정신분열증, schizophrenia)의 주요 증상

 우리나라에서는 전체 정신병원 입원 환자의 3분의 2 이상을 조현증 환자가 차지한다. 조현증은 사고의 장애, 망상, 환각, 현실과의 괴리감, 기이한 행동 등의 증상을 보이는 대표적인 정신병이다. 직업, 대인관계, 개인 관리 등 주요 영역의 기능이 발병 이전에 비하여 현저히 저하된다.
 주요 증상으로는 다음과 같은 것들이 있다.

1. 망상(delusion)
 관계망상(關係妄想, delusion of reference), 피해망상, 감시망상, 미행망상, 조종망상, 피조종망상, 과대망상, 텔레파시망상, 종교망상,

신체망상 등 증상이 심할수록 여러 망상에 시달리게 된다.

2. 환각(hallucination)

지각 영역에서의 이상으로 환각 증세가 있다. 정상인은 외부의 자극이 있어야 듣고 보고 만지고 느끼는데, 자극이 없는데도 반응을 보이는 것이 환각이다.

영화 〈뷰티풀 마인드〉에서 주연 배우 러셀 크로우는 아무도 쫓아오지 않는데도 도망치고, 사람이 없는데도 보고 대화하고 접촉하며, 소리도 없는데 소리를 듣는 등 전형적인 환각 증세를 보이는 것이 잘 표현되어 있다.

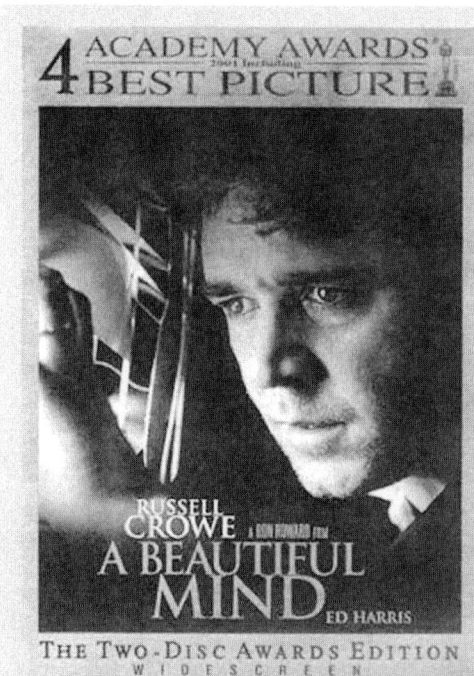

영화 〈뷰티풀 마인드〉에서 주연 배우 러셀 크로우는 전형적인 환각 증세를 보인다.

환각에는 크게 다섯 가지가 있다.

환청 : 소리가 들리지 않는데 듣는 증상.
환후 : 냄새가 안 나는데 특정 냄새를 맡는 증상.
환시 : 남들은 보지 못하는데 보는 현상.
환촉 : 닿은 것이 없는데 무엇인가 닿는 느낌을 받는 증상.
환미 : 미각적 자극이 없는데 맛을 느끼는 증상.

한편, 양극성장애도 심한 경우에 정신분열증과 비슷한 망상이나 괴이한 행동을 보일 때가 있다. 그러나 양극성장애가 기분에 영향을 받고 그것이 표현되는 장애라면, 정신분열증은 사고의 장애가 그 주요 포인트가 된다.

인간의 뇌는 모든 정신적·신체적 기능을 수행하고 조절하는 기관인데, 뇌에 이상이 생기면 다양한 증상이 나타난다. 대부분의 환우들에게는 공통점이 많은 것들만 나타나지만, 환자에 따라서는 나타나는 증상에 상당한 차이가 있을 때도 많다.

많은 연구들이 이루어진 결과, 조현증의 증상은 크게 양성 증상과 음성 증상으로 나누어진다. 환각, 망상, 괴이한 행동들이 겉으로 드러나면 양성 증상, 무표정, 의욕상실 같은 것이 특별히 겉으로 드러나 문제를 일으키지 않아도 기능 면에 결핍이 있어 결국 문제가 되는 것을 음성 증상이라고 한다.

나 역시 양극성정동장애라는 병명을 얻었지만, 조울증이 심할 때에는 환시와 환청은 거의 없으나 망상과 함께 환촉과 환후를 경험한 적이 여러 번 있었다. 이렇게 조현증과 조울증이 심한 양성 증상을 나타낼 때에는 공통적으로 나타나는 것이 있어서 환자 자신조차 정동장애인지, 분열장애인지 분별하기 어려운 경우가 많다. 심지어 의사 역시 나타나는 증상만 보고 잘못 진단하기도 한다.

그리고 어떤 환우는 정신분열과 기분장애를 모두 겪을 때도 있다. 정동장애가 지나친 활동성을 보이거나 우울 기간에 너무 위축되는 것에 비해 정신분열증은 아주 심한 경우를 제외하고는 동적이기보다 정적이다.

3. 언어의 이상(언어의 상관성과 일반성 결여)

조울증이 아주 심한 경우를 제외하고는 비교적 논리적으로 말하고 대화가 어느 정도 되는 것과는 달리, 분열증은 상관성 결여의 증세가 더 심각하다.

상관성 결여(irrelevancy)는 동문서답을 하는 식의 답변을 하는 것을 말한다. "밥 먹었어?"라는 질문에 "아무래도 영화배우가 되어야겠어요"라는 식으로 연관성이 없는 대답을 한다. 일반인이 느낄 정도가 되었다면 병세는 이미 많이 진행된 상태이다.

일관성 결여(incoherence)는 이야기의 앞뒤 연결이 자연스럽지 않고 일관성이 결여된 이야기를 전개하는 증상이다. 처음에는 간헐적이어서 알아차리기 어렵지만, 증상이 심해질수록 더 뚜렷하게 나타난다.

또한 우원성(circumstantiality)도 가지게 되는데, 말하고자 하는 핵심으로 바로 가지 못하고 빙빙 돌리면서 말하는 것이다. 이런 증상과 함께 비논리적인 언행을 나타낸다.

4. 의지적 문제

의지의 양가성(ambivalence in will, 결정을 못하고 쩔쩔매는 증상)은 일반인이 어려운 결정을 앞두고 신중한 것과는 달리 아주 간단한 문제도 결정을 내리지 못하고 쩔쩔매는 증상을 가리킨다.

5. 감정(감정 표현의 감소 또는 무표정)

양극성장애 환우가 기쁘면 웃고 기분이 나쁘면 인상이 험해지는데 비해 조현증 환우는 증상이 심하고 만성화될수록 표정이 줄어들어 무표정에 가깝게 된다. 부적절한 감정 반응성이다. 사람이 죽어 슬퍼해야 할 상황에서도 웃는다든지, 다들 재미있게 웃는 상황인데 슬픈 표정을 짓는 등 부적절한 감정 반응과 감정적 양가성도 가진다.

6. 행동

행동 영역에서의 이상 증상으로 혼잣말하기, 한 가지 자세 유지하기, 이유를 알 수 없는 어떤 행동을 하는 것과 또는 반복하는 것 등이 있다.

7. 결론

조울증이 극심하면 조현증과 혼동하기 쉽지만, 조울증은 몸이 회복된 상태에서 기능이 우수한 반면 조현증은 현저히 떨어지는 특성이 있다. 그리고 조현증과 조울증이 함께 공존하는 환우도 있을 수 있는데, 실제로 그런 환우를 목격한 적도 있다.

조현증 환우들은 도파민을 차단하는 길항제를 투여받고 증상이 가라앉게 된다. 도파민은 조현증이나 조울증 모두에서 분비되지만, 사람에 따라 조울증이나 조현증으로 다르게 나타나고 있다.

5
정신증과 신경증(노이로제)의 구분

이 책은 정신병 즉 정신증에 속하는 우울증, 조증, 조울증을 다루고 있지만, 이런 정신증적 증상과 함께 신경증적 질환을 함께 겪는 경우도 많다. 정신증 때문에 일시적으로 또는 재발 시마다 신경증도 함께 겪는 환우가 많으며, 정신병과 신경증(노이로제)에 대한 구분을 명확히 하는 것이 질환에 대한 이해를 높이는 데 도움이 되리라고 생각되어 간략히 정리해보았다.

총제적인 의미에서의 정신적 장애들은 정신증(psychosis)과 신경증(neurosis)의 두 부류로 크게 나뉜다.

보통 정신증(넓은 의미로 정신병)이라 함은 정신 기능에 이상이 있어 사회생활에 적응하지 못하고 일상생활에 지장을 초래하는 병적 상태를 가리킨다. 하지만 좁은 뜻으로는 선천성인 정신 이상 즉 정신 지체나 인격의 변질을 일으킨 심인반응(心因反應, 노이로제) 등을 제외한 나머지의 병적 정신 상태를 정신병이라고 말한다.

대표적인 정신증(Psychosis, 사이코시스)의 목록

1. 조현증(정신분열증)

피해망상, 과대망상 등의 망상과 환청, 환시, 환촉, 환미, 환후 등의 환각 증세를 보이는 증상.

2. 조울증(양극성정동장애)

우울한 기분이 들다가 이에 대한 반등으로 기분이 고양된다. 과대망상, 행동과다, 갑자기 돈을 펑펑 쓰거나 일을 마구 벌이며, 교감신경계가 항진되어 잠을 덜 자도 피곤을 느끼지 못한다.

3. 정신병적 우울증(Psychotic depressive)

우울한 기분, 불면, 식욕부진, 체중 저하, 집중력 저하, 쉽게 피로해지고 부정적 생각, 자살 욕구 등이 생긴다. 거꾸로 비전형우울증에서는 잠이 더 늘고, 식욕이 너무 향상되어 몸무게가 느는 경우가 있다.

4. 망상장애

주로 한 가지 망상을 특징적으로 보인다. 환각 증상이 거의 없는 정신병적 장애로서, 여타의 정신병적 망상과 달리 이해하기 어려운 괴이한 언행이 아니라 그럴 듯하게 조직적이고 체계화되어 논리적으로 보이는 것이 특징이다.

사회 활동도 가능하고 인격도 건전하게 유지되지만, 오랜 시간이 경과한 후에는 사고의 붕괴가 있을 수 있다. 피해망상, 의부증, 의처증, 부정망상, 색정망상, 과대망상 등이 주를 이룬다. 빈도는 적다.

정신증의 원인

정신증은 몸의 생물학적 변화에 의해 카테콜아민계가 과다하거나 부족하여 발생한다는 주장이 유력하다. 호르몬을 조절하는 치료를 받게 되는데, 그래서 약물치료가 일순위로 행해진다.

정신증, 세상을 왜곡하여 해석한다

기본적으로 정신증은 뇌 속의 호르몬의 불균형이나 뇌의 이상에 의해 일시적 또는 반복적으로 사물에 대해 객관적인 판단, 분석, 이해가 왜곡되는 특성을 지닌다. 이는 도파민처럼 환각을 촉발시키는 몸 안의 물질들이 뇌의 기능에 악영향을 미치기 때문에 일어난다.

신경증이 외부 세계를 비교적 객관적으로 인식하여 업무상 큰 어려움이 없는 것과 대비되는 현상이다(그러나 아주 증상이 심한 신경증 환자는 강박증, 공포감, 해리성장애 같은 것으로 판단의 오류를 일으킬 소지가 존재한다).

신경증(Neurosis, 노이로제)

신경증이야말로 심리적 문제로 야기된 마음의 병이라고 할 수 있다. 독일식으로는 흔히 노이로제라고 불리며, 영어로는 뉴로시스(Neurosis)라고 한다.

신경증의 사전적 정의는 '기능성 장애 중 발병 과정을 심리학적으로 더듬어 조사할 수 있는 심인성(心因性) 질환'이다. 보통 심적 체험을 계기로 심적 장애가 일어나서 그 증세가 병인적 체험과 관련성을 가진다고 인정된다.

그 심적 체험과 관련된 상황의 변동에 따라 증세가 변환되고, 여타의 질환과 달리 심적 체험이 병인으로 작용하는지의 여부는 각 개인의 성격이나 마음가짐에 따라 좌우되는 경우가 많다.

또한 신경증은 현실적 판단력에는 별 문제가 되지 않지만, 생활적응에 여러 가지 주관적인 불편함을 나타내는 심리적 장애를 뜻한다. 예를 들어 불안을 주요 증상으로 하는 불안장애는 늘 초조하고 긴장하며 불안감을 느껴 고통을 지속적으로 느끼게 되지만, 환각이나 망상 같은 현저한 현실 왜곡은 나타나지 않는다.

또한 신경증을 지닌 사람들은 자신에게 어떤 문제가 있다는 자각을 지니게 되는데, 이를 병식(insight)이라고 한다(정신증 환우도 완화된 상태에서는 병식을 가질 수 있다). 그래서 환자들 자신이 병원에 자발적으로 심리치료를 받으러 가는 경우가 많다.

약물보다는 심리치료와 상담, 내적치유(기독교) 같은 것으로 회복되고 치유되는 경우가 많다. 상태가 심하면 약물치료를 병행하기도 한다.

대표적인 신경증의 목록

1. 불안장애
  (1) 공포장애 : 공간공포, 사회공포, 단순공포, 대인공포
  (2) 공황장애
  (3) 범불안장애
  (4) 강박장애
  (5) 외상 후 스트레스장애

2. 신체형장애
  (1) 신체화장애

(2) 전환장애 : 운동장애, 감각장애

(3) 신체형동통장애

(4) 건강염려증

(5) 신체변형장애

3. 해리성장애

(1) 심인성 기억상실

(2) 심인성 둔주(Dissociative Fugue, 해리성 둔주)

(3) 다중인격

(4) 이인성증장애

신경증과 정신증의 차이점

신경증과 정신증에는 많은 차이가 있지만, 그중 가장 가시적인 차이는 증상의 정도 면이라고 할 수 있다.

신경증에는 입원을 요할 만큼 심한 불안, 개인적 불행감 및 부적응적 행동이 포함된다. 그리고 비록 충분한 능력을 발휘하지는 못하더라도, 사회에서 통상적으로 기능할 수 있다.

그러나 정신증은 더 심한 정신장애들을 포함한다. 환자의 행동과 사고 과정들이 매우 혼란되어 있으므로 현실과의 접촉을 상실하고, 일상생활의 요구들에 잘 대처할 수 없어 대개는 입원해야만 한다(정신장애인이 늘 정상적인 판단과 활동을 못하는 것은 결코 아니며, 병세가 회복되면 다시 일상으로 복귀할 수 있다).

이 둘의 차이는 바로 현실 검증력에 있다.

현실 검증력이란 자극이 내부에서 오는 것인지, 외부에서 오는 것인지를 판단하는 능력이다. 또한 현실을 파악하고 평가하여 문제를 해결하는 능력이다. 정신증에서는 현실 검증력에 문제가 생긴다(이것 역시 발병, 재발된 경우에만 해당되고, 회복되거나 완화된 상태에서는 현실 검증력을 회복한다. 우울증 환우나 양극성장애 환우의 예후는 더 좋다).

참고로 신경과(신경외과)는 신경(nerve) 자체와 관련 있는 내과적 치료를 전문으로 하는 곳이다. 신경증이 있을 때에는 신경과가 아닌 정신과(Psychiatry)를 찾아야 한다.

6
조증과 수면의 연관성

잠이 보약

'잠이 보약이다'라는 말이 있다. 청소년들은 잘 모를 수도 있지만, 나이가 들수록 잠을 잘 못 자고 일어나면 그날 하루가 엉망이 될 것 같은 느낌을 경험하게 된다. 강건한 사람은 하루이틀 철야 근무로 밤을 지새워도 한두 시간만 자면 회복되기도 하는데, 원기가 줄어드는 중년이나 노인 그리고 환자들은 크게 영향을 받는다.

잠이 많이 오는 심한 우울증을 제외하면 대부분의 정신병에서는 잠을 설치거나 숙면을 취하지 못하는 경우가 많다.

나의 경우에도 경조증이 시작되기 전부터 의욕은 상승하는 반면 수면 시간은 줄어드는 패턴을 늘 보여왔다. 처음에는 한두 시간 줄어 보아야 별 지장이 없고 잠도 그런대로 잘 잤다고 생각했지만, 뒤늦게야 몸이 서서히 각성 상태로 진입하였던 것을 알게 되었다.

경조증을 지나 조증 상태가 되면 잠이 확연히 줄어 한밤에도 계속 활동하려고 든다. 밤 산책을 하기도 하고, 새벽 일찍 찬 공기를 마시며 산책을 하게 되었다. 자다가도 깜짝 놀라 깨어나는 것을 자주 하고, 깨어나면 다시 잠이 오지 않아서 컴퓨터를 한다든지 하다못해 책이라도 읽어야 직성이 풀렸다.

수면이 부족하면

치매도 뇌에 이상이 생겨 발생하는 질환인데, 대부분의 치매 환자들 뇌를 촬영하면 뇌가 쪼그라져 있는 경우가 많다고 한다. 조울증이나 심한 조증 상태에서도 뇌의 일부분이 축소되는 것이 보고되고 있다.

따라서 양극성장애를 겪는 환우나 그 가족은 평소의 수면 시간(사람에 따라 다르나 어른은 평균 7~9시간이다)을 살펴보고, 6시간 정도 자는 사람이라면 그보다 수면 시간이 줄고 있는지 늘고 있는지를 체크해 볼 필요가 있다. 십중팔구 조울증이 재발하는 시기에는 수면 시간이 줄고 왕성한 활동성을 보일 것이다.

내가 아는 어떤 환자는 한 달도 안 되어 조증이 표가 날 정도로 상승하거나 하루이틀만 잠을 설치면 조증 상태가 되는 것을 목격한 적이 있다. 조울증을 잘 관리해야 할 환우인데, 조증 상태가 그리워 일부러 잠을 자지 않거나 흥분을 유도하면 조증이 재발할 확률이 높아지고 실제로 그렇게 되는 경우가 많다.

향정신성 약물은 대부분 수면을 유도한다

단극성우울증, 조울증, 조현증 등에 많이 쓰이는 향정신성 약물(antipsychotics)은 약의 특성상 결과적으로 수면을 유도하고 몸을 이완시키는 작용을 한다. 그 메커니즘의 기본은 도파민 수용체를 억제함으로써 도파민으로 인한 운동의 활발성 억제와 망상, 환각을 차단하는 효과를 내기 때문이다.

약물의 메커니즘이야 어떻든 결과적으로 못 자던 잠을 더 자게 되고, 그 결과 질병이 호전되는 것을 볼 수 있다. 약물 외에 신경을 안정시키고 수면을 도우면서 몸을 이완시키는 물질이 우리 주변에 많이 있는 것으로 알려져 있다. 그러나 이 부분에 대해서는 3부에서 거론하겠다.

꿈을 자주 꾸거나 일찍 깨어나는 경우를 피하라

뇌의 어떤 중추를 자극함으로써 잠을 유도할 수 있고, 뇌간에 있는 세로토닌과 노르에피네프린 및 이들 대사산물의 상대적 농도에 의해 수면 각성 주기가 나타난다고 보는 것이 현대의학의 일반적 견해이다.

수면 중 뇌파의 형태, 근육의 이완 정도, 안구 운동의 유무 등으로 수면 단계를 비렘수면(non-rapid-eye-movement sleep)과 렘수면(rapid-eye-movement sleep)으로 나눈다. 수면 중에는 렘수면과 비렘수면이 대략 90분 간격으로 4~5회 반복하여 나타난다고 한다.

꿈을 꾸는 렘수면기에는 근육이 마비된 상태가 꿈속의 내용들을 눈이라는 시각 경로를 통해 표현하기 때문에 눈알이 계속 움직이게 된다. 결국 수면 시간은 90분간 꿈 없는 잠, 90분간 꿈 있는 잠을 반복하는 것이다. 물론 비렘수면기에도 꿈을 꾸기는 하지만 거의 기억하지 못하고(5% 정도 기억), 기억되는 꿈은 거의 렘수면기에 꾼 것으로 80%까지 기억이 가능하다고 한다.

물론 숙면이 계속되면 꿈을 기억하지 못하고, 자주 깨면 많이 기억하게 된다. 비렘수면 때에도 꿈을 꾸지 않는 것은 아니지만 현저하게 그 비율이 낮다. 비렘수면에서는 왼쪽 뇌가 주도하여 논리적인 꿈을 꾸고, 렘수면에서는 오른쪽 뇌가 주도하여 공상적인 꿈을 꾼다는 이론도 있다. 대다수의 악몽은 렘수면 때 꾸게 되고, 흔히 새벽녘에 나타난다.

꿈을 꾸지 않는 사람은 없다. 건강한 사람은 누구나 규칙적으로 꿈을 꾼다. 다만 숙면을 취한 사람은 꿈을 잘 기억하지 못하는 것이며, 선잠을 자거나 숙면이 취해지지 않았을 때 꿈을 잘 기억할 수 있게 된다.

꿈을 흑백으로 흐릿하게 기억하는 사람이 있는가 하면, 총천연색으로 선명히 여러 개를 기억하는 사람도 있다. 이는 일평생 그런 것이 아니라 그 사람의 몸의 상태에 따라 달라진다.

꿈이 많은 것은 정신 건강이 좋지 않다는 신호이다. 특히 컬러풀하게 꾸는 꿈이 많아지면 깊은 수면이 방해를 받고 있다는 뜻이다. 조울증이 있는 사람이 상태를 점검할 수 있는 하나의 척도와 신호가 될 수 있다.

필자의 경우 조증이 오기 전에는 어김없이 일찍 깨어났다. 잠이 드는 시간이 점점 늦어지고, 아침에 깨어나는 시간은 6시 이전으로 당겨지는 특성이 있었다. 누가 보면 나를 아주 부지런한 아침형 인간으로 여길 수도 있겠지만, 전날 늦게 잔 것까지 감안하면 결과적으로 수면 시간이 절대 부족한 방향으로 가고 있었던 것이다.

꿈이 많아질 때, 새벽에 자꾸 깨어나게 될 때, 늦게 자고 일찍 일어나게 되면 경조증 상태로 진입하고 있는 것은 아닌지 의심해보아야 한다. 의사와 상의하여 약물을 늘리고, 총체적인 지식을 동원하여 부교감신경계를 활성화하고 교감신경계를 안정시켜야 한다. 그러지 않으면 지속적으로 자극받는 교감신경계가 흥분하여 카테콜아민류를 대량 방출하게 될 것이다.

멜라토닌

멜라토닌은 광(光)주기에 따르므로 저녁이 되면 전등을 끄고 수면을 취하는 것이 좋다. 수면을 유도하는 멜라토닌 호르몬은 빛이 처음 있었던 시간으로부터 15시간 이후에 가장 왕성히 분비된다고 한다.

저녁이 되면 우리의 생체시계는 빛의 양이 줄어드는 것으로 밤이 되어가고 있다는 것을 안다. 따라서 세로토닌, 아드레날린, 코르티솔 등과 같이 활발한 활동에 도움을 주는 호르몬의 분비는 억제되고, 대신 수면에 도움이 되는 멜라토닌 등이 뇌하수체에서 분비된다.

멜라토닌의 분비에 따라 혈관이 수축되고 뇌의 활동이 감소하며 심장 박동, 혈압, 체온 등도 전부 떨어진다. 이것으로 우리의 몸은 안정되고 점차 수면을 취하도록 유도된다.

깊은 수면 중에도 멜라토닌의 분비는 계속 증가하며, 체온은 지속적으로 떨어지게 된다. 그리고 아침이 밝아올수록 체온은 점차 상승하며, 멜라토닌의 분비가 멈추어진다. 내분비계는 다시 코르티솔, 세로토닌 등 각성 호르몬의 분비를 증가시킨다. 코르티솔은 잠을 깨는 데 가장 큰 역할을 하며, 이른 아침에 이것의 농도는 가장 높은 상태가 된다.

수면(잠)이란 무엇인가

과거에는 잠이 뇌의 수동적 현상이라는 견해가 지배적이었고, 잠을 자는 동안에는 뇌의 활동이 없다고 생각했다.

그러나 실제로 잠은 뇌의 능동적 활동이다. 잠을 자는 동안에도 뇌는 활동하며, 오히려 뇌로 공급되는 혈액의 양이 증가한다.

잠은 뇌의 어떤 중추 자극에 의해 일어난다. 즉, 뇌간에 있는 세로토닌과 노르에피네프린 및 이들 대사산물의 상대적 농도에 의해 수면 각성 주기가 나타나고 조절되는 것이다. 이러한 수면 주기의 대표적인 단계가 바로 렘수면과 비렘수면이다.

누구나 알고 있듯이 신경계의 최고 중추는 뇌이다. 뇌는 모든 감각을 분석하여 지각하고 학습이 일어나는 곳이며, 기억을 저장하고 언어를 사용하는 능력을 창출한다. 또한 수면과 각성 등의 의식들이 뇌에서 생겨나며, 모든 의도적인 행동의 출발점도 역시 뇌이다.

이러한 뇌의 신경세포는 일정 기간 계속 자극을 받으면 지쳐서 반응을 잘 하지 않는 불응기를 가질 수 있다. 이것이 바로 뇌세포의 피로이다. 이것은 사람들에게 무력감, 긴장성 두통, 심인성 위장관 질환, 고혈압 등을 가져오며, 기억력 감퇴를 유발한다. 따라서 중간에 잠시 일을 중단하고 적절한 휴식을 취하는 것이 필요하다.

이러한 이유로 사람에게 잠은 매우 중요한 역할을 한다. 잠은 사람의 신체 기능의 회복과 정서적·지적 기능의 회복에 도움을 준다. 특히 아침부터 뇌를 많이 사용하는 직장인들이나 학생들에게는 낮에 잠깐 휴식을 취하기 위해 자는 낮잠이 매우 유용할 것이다. 낮잠이 뇌의 피로를 없애고 기능을 회복시켜 그 뒤 일을 할 때 효율을 높여 줄 것이기 때문이다.

충분한 잠과 함께 고단백질 음식, 신선한 야채와 과일을 듬뿍 섭취하는 것도 뇌 활동을 위한 에너지를 공급하여 뇌 기능이 정상적으로 유지되도록 하는 데에 도움이 된다.

7
정신 질환의 단서들을 찾아서

정신 질환이 불가항력적인 것으로 받아들여지던 옛날과 달리 지금은 약으로 다스려지는 하나의 질병으로 인식되고 있다. 그러나 아직도 그 원인에 대해서는 여러 설로 나누어져 있을 뿐, 각각의 질병과 그에 대응하는 생물학적·의학적 설명을 구체적으로 자세히 들을 만한 곳은 거의 없다.

그러나 개별적으로 흩어져 있는 여러 증상과 성질을 파악하여 하나로 조합하면 질환의 대략적인 원인이 명료하게 드러날 수 있다. 이로써 우리는 질병 치료의 신비주의를 넘어 이해와 상식으로 접근하게 된다. 그것을 위해서는 연관된 개별 단서들을 모아볼 필요가 있다.

단서 하나 : 변수가 많다

우울증이든 조울증이든 태어날 때부터 증상이 나타나는 것은 아니다. 사람에 따라 발병하는 시기도 다르다. 약의 섭취 유무에 상관없이 발병했다가 정상으로 사는 사람이 있는가 하면, 8~10년간 잘 지내다가 재발하는 경우도 있다.

그리고 발병 후 증상이 악화되는 사람도 있고 호전되는 사람도 있어 그 형태가 각양각색이다. 따라서 발병과 재발 변수가 많은 것만큼 조건과 환경이 변하면 회복될 변수도 많을 수 있다는 가설이 가능하다.

단서 둘 : 잠이 올 때에는 몸이 이완된다

통계학적이고 임상학적인 자료들을 나열하기는 어렵다. 그러나 나의 개인적인 소견으로는 우리 몸의 이완과 수축, 교감신경계와 부교감신경계의 패턴을 볼 때, 각성되고 수축되고 흥분하는 것은 이완과 반대되는 각성 즉 긴장과 수축, 경련과 연관이 있는 것 같다.

그 간단한 원리로서 잠이 올 때에는 몸이 풀어지고 나른해진다. 이때는 힘이 빠져서 일어서는 것도, 물건을 들어 올리는 것도 매우 힘든 상태가 된다. 그리고 집중하기보다는 그 반대의 상태가 된다.

조울증이 있는 환우가 향정신약을 복용하면 몸의 긴장이 풀리고 몸이 이완되는 것을 느낀다. 그 과정에서 도파민 수용체의 활동 저하로 가성파킨슨증후군 부작용을 겪지만, 치료가 빨리 진행될수록 부작용도 크게 일어나는 것일 뿐이다.

이렇게 몸의 긴장과 수축을 각성이 담당한다면, 풀어지고 수면이 증가하는 것에는 이완이 작용하고 있다(지나친 이완은 우울증을 유발하기도 한다). 원인과 결과는 일치하지 않을 수 있지만, 둘의 상관성은 분명히 존재한다고 하겠다.

단서 셋 : 각성이 지나치면 수면이 줄어든다

각성은 깨어 있는 것과 자극을 뜻하는데, 깨어 있으려면 우리 몸이 풀어진 상태로는 곤란하다. 바짝 긴장하거나 흥분해야 졸음을 쫓

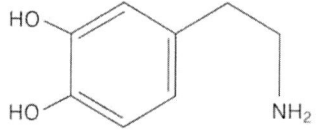
도파민의 분자 구조

을 수 있고, 무거운 물체도 들어 올릴 수 있다.

남자에게 단단한 근육질이 많고, 여자가 부드러운 피부를 갖는 것은 동양철학적인 음과 양의 한 표현이기도 하다. 동양에서는 치우침을 경계하고 음과 양이 조화된 중용과 조화로움을 강조하는데, 이 이치는 세상 만물의 흐름을 보아 선조들이 깨달은 지혜이기도 하다.

아무튼 적당하고 건강한 각성은 매우 유익하고 삶의 활력과 에너지를 불어넣지만, 지나치면 치매나 조증, 조현증, 정신착란을 일으키고, 극도의 각성 상태를 지났을 때에는 미친(manic) 상태가 되고 만다. 몸속의 각성 물질들이 많아지면 수면 시간이 줄어들고, 몸은 교감신경 항진으로 이어져서 이런저런 질병에 노출된다.

단서 넷 : 향정신성 약물의 기전을 안다

향정신성 약물은 도파민 수용체(dopamine receptor)를 길항작용*함으로써 효과를 나타내며, 이로 인해 그 작용이 광범위해지고 부작용

---

* 길항작용은 인체의 항상성을 유지하기 위해 서로 반대되는 2가지 요인이 동시 작용하여 그 효과를 상쇄하고 무산시키는 것을 말한다. 예를 들어 우리 체내에 나쁜 영향을 주는 독소 물질이 유입될 경우, 자동적으로 우리 몸은 그 독소를 제거할 어떤 물질을 분비하게 된다. 따라서 그 독소와 독소 제거 물질은 서로 만나 상쇄되어 효력을 상실하는 것이다. 양성 물질과 음성 물질이 만나서 중성화된다고 생각하면 된다.

도 다양하게 나타난다. 도파민 차단 능력으로 인해 일어나는 가장 큰 부작용은 가성파킨슨증후군이다.

이로 볼 때 흥분과 각성을 유도하는 도파민의 과다 분비로 인해 망상과 환각, 불면이 오며, 약으로 도파민을 억제하면 증상도 억제되는 것을 알 수 있다.

단서 다섯 : 세로토닌과 리튬의 우연한 발견

고양감과 좌절감 같은 감정은 뇌 속 호르몬의 균형에 따라 달라진다. 신경전달물질과 수용체는 상호 보완적인 형태를 가지고 있다. 이렇게 신경 연접부의 간극으로 분비된 신경전달물질은 특정한 효소에 의해 분해되거나 그 물질을 분비했던 세포로 재흡수된다.

기분의 장애는 뇌나 마음의 장애처럼 적어도 일부분은 뇌의 특정 부위에서 이들 신경전달물질의 화학적 균형 이상 때문에 생긴 것으로 여겨진다. 이런 개념은 약물을 통한 연구에서 힌트가 주어졌다.

1950년대 초기에 인도에서 자라는 리서핀(reserpine)이라는 관목식물에서 추출한 약물을 고혈압 치료에 사용했던 임상학자들은 이 약을 복용한 환자들 중 일부가 몹시 우울해지는 것을 발견하였다. 거의 같은 시기에 결핵으로 고통을 받는 환자들에게 이프로나이아지드(iproniazid)라는 약물을 사용했는데, 이 경우에는 환자들 중에서 기분이 몹시 좋아지는 사람들이 발견되었다.

동물 실험에 따르면, 이 두 약물 모두 아민 계통의 신경전달물질인 노르아드레날린(noradrenaline)과 세로토닌(serotonin)계 신경 연접부에 작용한다는 것을 발견했다.

리서핀은 이들 신경전달물질이 신경세포 밖으로 방출되도록 유도

하고, 이렇게 방출된 물질은 모노아민 산화효소(Monoamine oxidase, MAO)라는 효소에 의해 분해된다. 이프로나이아지드는 단가아민 산화효소의 생산을 억제하며, 따라서 이들 아민계 신경전달물질의 작용 시간을 길게 만든다.

이렇게 하여 간단하지만 아주 근사한 구도가 만들어졌다. 즉, 아민계 신경 연접부가 자신이 가지고 있는 신경전달물질을 소모해버린 결과가 우울증이고, 반대로 이들 신경전달물질이 넘치면 조증이 시작된다는 것이다.

아민 가설에 따르면 우울증은 세로토닌과 노르아드레날린이 지나치게 적게 생산된 상태이고, 조증은 과다 생산된 상태라고 한다. 이 가설은 효과적인 항우울제 약물 개발에 크게 이바지하였다.

또 다른 약물로서 천연 염(salt)인 리튬(lithium)에는 기분의 지나친 변동을 잠재우는 효과가 있다. 리튬 치료는 멀리 고대 그리스 시대부터 시작되었는데, 당시 조증 환자들은 염기성 온천에 보내졌다. 염기성 온천에는 리튬이 많이 포함되어 있었던 것이다. 이 약물의 정확한 기전은 아직 알려져 있지 않은데, 신경세포의 민감성에 영향을 주는 것은 확실하다.

약물치료가 시행되기 이전 시대에 우울증 환자는 인생의 4분의 1을 병원에서 보냈으며, 조울증 환자는 대략 절반을 병원에서 보냈다. 지금은 이들 환자의 80%가 약물의 도움을 받는다고 한다. 이로 보건대 어떻게 약물이 만들어졌으며, 어떻게 약물치료가 효과를 내는지에 대한 의문이 조금은 풀렸을 것이다.

그리고 오케스트라를 연주하는 듯한 이런 호르몬의 양과 활동성이 우리의 정신과 성격, 행동을 결정짓는 근본임을 알 수 있는 것이다.

단서 여섯 : 자율신경계

3부에서 자세히 나오겠지만, 교감신경계와 부교감신경계의 밸런스 상태에 따라 우리 몸의 기능과 정서도 변화된다.

조증이나 단극성우울장애(불안장애와 공포장애가 동반되기도 함)에서는 신경이 예민해지며 수면이 감소하는 경향을 나타내는데, 이때는 교감신경계가 지나치게 항진되어 있다. 그리고 비전형우울증인 조증의 반대편에 있는 우울증이 올 때에는 수면이 늘어나며 무기력, 활동 저하, 기분 저하를 동반하는데, 이때는 부교감신경이 지나치게 항진되어 있다.

이 같은 사실에서 우리는 질병의 속성을 엿볼 수 있는 힌트와 단서를 포착하게 된다.

단서 일곱 : 각성제

각성제는 몸속에 들어갔을 때 아드레날린과 비슷한 방식으로 작용하기 때문에 교감신경계가 흥분된다. 약으로 쓰이는 각성제는 암페타민(페닐아미노프로판) 계열이 가장 유명하며, 여기에는 필로폰(히로뽕)이라는 상표명으로 널리 알려진 메스암페타민(페닐메틸아미노프로판)도 포함되어 있다.

또한 자연 물질에 들어있는 코카인, 니코틴, 카페인도 모두 각성 효과를 가지고 있기 때문에 넓은 의미에서 모두 각성제의 범주에 들어간다. 각성제는 우울증 같은 신경 병리를 치료하기 위한 약으로 사용되기도 하지만, 습관성이 있어서 마약의 주성분으로 악용되기도 한다.

각성제는 여러 가지 작용을 하는데, 교감신경계를 흥분시키는 작용과 중추신경계, 특히 대뇌피질에 대한 흥분 작용이 가장 대표적이다. 대뇌피질에서는 신경전달물질 중 하나인 도파민 방출을 촉진하여 교감신경계를 자극함으로써 기분 좋은 느낌을 받게 된다. 각성제는 우리 몸의 도파민의 작용을 의도적으로 상승시킨다.

코카인 같은 마약류를 먹지 않아도 우리 몸에 필요 이상으로 생성되는 암페타민과 유사한 구조를 가지는 생체아민 물질 즉 도취, 환각, 쾌감, 흥분을 일으키는 도파민, 아드레날린 같은 물질은 교감신경계를 자극하여 문제를 유발시키기도 한다.

이로써 각성과 불면, 정신 질환, 또 그것을 다스려 병을 컨트롤하는 기전(메커니즘)을 알게 되었다.

8
정상과 비정상의 차이

많은 사람들이 정신 질환을 경험하고 약을 먹고 심지어 재발되어 여러 번 병원에 입원한 적이 있어도, 자신에게는 아무 이상이 없다고 주장하고 그렇게 믿으려는 경향이 있다. 정신병에 걸렸다는 것을 큰 수치로 여김과 동시에 사람들이 자기를 그렇게 평가하는 것이 두렵고 싫기 때문이다. 심리학적인 용어로 말하자면 일종의 방어기제이다.

그러면서 자신은 정상이다, 스트레스를 심하게 받으면 그럴 수도 있다는 등 여러 가지 핑계를 대며 환경적인 탓으로 돌리려고 한다. 그러면서 언론매체의 자료들에 근거하여 누구나 일생에 한두 번은 정신 질환을 경험하며, 대부분의 사람이 정신적 문제를 안고 있다고 하면서 자신이 일반인과 다름이 없음을 주장한다.

그러나 이 같은 병에 대한 거부 반응과 인정하지 않는 행위는 질병을 호전시키기보다 악화시킬 수 있다. 심리적으로는 방어기제가 작용하여 안정되고 자신감을 가질 수 있을지 모르겠지만, 재발의 위험성은 더욱 높아질 수 있다.

공식적인 자료들을 보면 정신증에는 보통 병식이 없다고 기술되어 있지만, 증상이 심한 상태를 제외하면 대부분의 환우들은 자신이 병에 걸린 사실과 그로 인해 힘들었던 부분을 기억하며 치료에 임하려는 자세를 갖는다. 다만 그러다가도 재발이 되거나 병세가 악화되면 병식이 일시적으로 사라지는 특성이 있는 것이다.

일반인도 신경증적인 질환을 조금씩 가지고 있다

대부분의 사람들은 정신병(정신증)과 신경증(노이로제)을 혼동하여 생각하는 경우가 많다. 그래서 조울증을 살짝 겪은 환자일수록 방어 기제로서 대부분의 사람들이 정신적으로 문제를 갖고 살아가고, 자신도 잠시 그런 상태에 있었을 뿐이라고 위로하기를 좋아한다.

그러나 대부분의 사람들이 가지고 있는 것은 생물학적 화학 반응을 일으키는 정신증이 아니며, 자라온 과정에서의 문제나 심리적인 것이 원인이 된 것으로 주로 신경증(노이로제)이다. 노이로제도 심한 경우 정실 질환에 포함되기도 하지만, 그 기전과 치료가 전혀 다르고 예후와 증상 역시 달라서 정신증과 구별되어야 한다. 경우에 따라서는 신경증적인 질환을 앓고 있는 사람들이 더 치료가 힘들고 교정하기 어려운 예도 많다.

순수한 의미에서의 정신증은 자기 의지와 상관없이 실수나 괴이한 행동을 한다는 점에서 법률적으로 보호를 받거나 감형되기도 한다(그러나 우리나라의 경우 정신 질환에 대한 법정 판결에서 특별히 보호되지 않고 일반인보다 더 쉽게 유죄 판결이 나며, 형평성과 특수성 적용에 문제가 있는 것이 현실이다).

정상인과 비정상인

누가 누구를 정상이다 또는 비정상이다 단정하고 판단할 수 있는가? 의학적인 소견은 있을 수 있겠으나 사회적인 낙인은 없어야 한다고 본다.

나 또한 이 낙인 효과의 희생자라면 희생자이기도 하다. 조울증을 앓기 때문에 무엇을 경영해갈 수 없는 사람으로 매도당하고 무시되기도 했다.

그러나 나 같은 경우는 그렇게 매도한 사람들보다 더 복잡하고 많은 일들을 잘 수행해왔고 지금도 하고 있다. 따라서 정신증 환자를 비정상인으로 몰아세우고 무능력자나 문제 인물로 규정하는 것은 사실과 다른 판단이며, 인간의 존엄성과 인권을 무시하는 반인륜적 행위에 들어간다.

문제가 있고 병이 있는 사람들을 적극적으로 도와 치료하고 재활할 수 있도록 돕는 것이 아니라 사회에서 추방하고 제거하려 한다면, 그런 사회가 어떻게 돌아갈지 생각만 해도 아찔하다. 어느 통계에 의하면, 범죄 발생률이 정신 질환자보다 일반인에게서 더 높은 것으로 나타났다.

정신 질환자라고 일반인이 아닌 특별한 사람으로 분류하려 들어서도 안 되고, 환우와 가족들도 그렇게 생각해서는 안 된다. 당뇨나 고혈압처럼 하나의 질환이며, 그 부분에서의 취약성을 인정하고 잘 관리하기만 하면 된다. 사회와 국가와 당사자에게 이런 인식이 확산되어야 건강한 사회가 될 것이다.

재발된 적이 있다면 병식을 갖고 재발을 방지하자

많은 사람들이 정신 질환자에 대한 사회적 편견과 불이익이 두려워 정상 생활을 하고 있으면서도 자신의 과거를 숨기려고 하는 것이 일반적인 현실이다.

본인도 가족도 친척도 모두 숨기는 질환이 바로 정신증이다. 이것을 신이 내린 심판이자 저주로 생각하는 사람들도 아주 많다. 이런 왜곡된 인식이 환자와 그 가족들과 사회를 어둡게 한다.

그리고 여러 번 재발되지 않으면 애써 그 기억조차 잊고 살려고 한다. 그러나 나는 그런 사람들이 살짝 우려스럽다. 잊고 살 수 있고, 재발하지 않는다면 그보다 좋은 것은 없다. 그러나 당대에서 재발이 없어도 후대에서는 있을 소지가 상대적으로 높으며, 노인이 되어서도 다른 사람들보다 정신 질환에 노출될 가능성이 매우 크다는 것을 잊지 말아야 한다.

하늘을 두 손으로 가려도 하늘은 그 자리에 있다. 이렇게 불편한 진실을 두려워하기보다 자세히 알아서 아예 다시 문제가 되지 않게 하는 편이 더 현명한 행동이라고 나는 믿는다.

그리고 나 자신뿐 아니라 나의 후대와 이웃을 위해 우리 모두 힘을 모아 노력하는 사회가 되었으면 정말 좋겠다.

9
환우, 가족, 의사의 입장

병을 잘 치료하고 또한 심리적 상처와 오해를 줄이며 안정을 취하기 위해서는 환우, 가족, 의사 이렇게 3자가 잘 이해하고, 협력하며 신뢰를 가져야 한다.

환우에 대한 주변인의 공감과 이해

환우 자신이 모든 것을 알아서 완벽하게 질병을 이겨나갈 수 있다면 더 바랄 것이 없다. 그러나 그것은 거의 불가능하고, 설혹 가능하다고 해도 환우는 그 과정에서 많은 심리적 상처와 외로움과 싸워야 하는 고통이 심화된다.

우리는 환우가 더 잘 극복할 수 있도록, 더 빨리 쾌유될 수 있도록 도와야 하고, 애정으로 지지해주어야 한다. 가족, 의사, 전문가 집단, 사회복지 관계자 모두 지지자가 되어주어야 한다.

그럼에도 불구하고 우리나라의 현실은 개발도상국들의 수준을 벗어나지 못한 채 그런 점에서 점수가 아주 낮다. 이유가 무엇일까?

의료적으로 입원하거나 약물을 꼭 복용해야 한다는 판명이 나고, 입원할 정도로 증상이 심하였거나 재발이 거듭된 환우는 가정과 국가와 사회가 도움을 주어야 하는 사회적 약자이다. 인간이 동물과 특별히 더 구분되는 것은 강한 자만 살아남는 냉혹한 동물의 세계와는 다른 특성을 가지고 있어서이다.

그러나 아직도 부분적으로 환우에 대한 도움과 보호가 많이 부족한 실정이다. 환우와 관련 질병에 대한 몰이해는 환우가 가족들로부터 많은 상처와 아픔을 당하게 만드는 경우가 다반사이다. 얼마 전에도 양극성장애를 가진 한 환우를 만났는데, 그는 가족들에 대해 남들보다 못한 사람들이라고 단정을 지을 정도로 심한 분노와 실망감을 가지고 있었다.

나 역시 그런 부분이 없지 않다. 아니, 일부의 혈연에게는 아주 많기도 하다. 그 아픔은 스스로 치유가 잘 안 되어 신앙의 힘을 빌려야 할 정도로 나를 힘들게 했다. 솔직히 지금도 그 트라우마가 남아 있다.

결혼을 하지 않은 환우는 부모, 형제, 친척 그리고 그들의 배우자들로부터 상처를 받을 수 있다. 남은 꼭 이해를 해주어야 할 이유가 없는 사람들이기 때문에 기대가 적은 만큼 상처도 쉽게 치유되고, 상처를 입힌 말들도 곧 잊히고 기억에 남지 않는다. 그러나 부모나 형제, 친척들의 반응에는 민감해지고 오래도록 아픈 상처로 남을 수밖에 없다.

우울증을 앓는 사람은 매사에 자신감이 없고 절망적인 태도를 취하기 때문에 상처의 폭이 더욱 가중된다.

조울증 환우는 활발하고 의기양양한 태도를 보이는 시간이 많기 때문에 모르는 사람의 눈에는 아무런 아픔이 없는 사람처럼 행동할 수도 있다. 그러나 그의 마음 한 쪽에는 울고 있고 힘겨워하는 자아가 있다.

보이는 것이 전부가 아니고 진실도 아니다. 보이지 않는 세계가 더 크고 진실이 숨겨져 있을 수도 있다. 겉으로 드러난 환우의 표정 뒤에 숨은, 그가 질환 때문에 겪어온 아픔을 공감하고 함께 느껴줄 수 있다면 환우는 빠르게 치유되고 회복될 것이다.

몇 년 전 하이디라는 이름의 외국 여성이 우리나라에 와서 동물들의 심리와 질병을 파악해내고, 말 없는 언어로 대화를 나누며 함께 울어주는 TV 프로그램을 시청한 적이 있다.

내 뇌리에 특히 인상 깊게 남은 장면이 있다. 경주용 암말이 있었는데, 어느 날부터 사람을 태우려고 하지 않고 제대로 달리지도 않았다. 신경이 매우 날카로워져 있어 주인도 통제 불가능한 상태에 놓여 있었다. 말의 주인이 하이디를 불러서 도움을 요청했을 때, 그녀는 그 암말을 한참 쳐다보다가 눈물을 흘리며 말과 함께 아파하고 슬픔을 공유하였다.

하이디는 말의 주인으로부터 그 말에 대한 아무런 정보도 얻지 않은 상태였다. 말을 이해할 근거 자료가 하나도 없이 어떻게 그 말에게 아픔을 준 과거 사건을 알아내는지 나로서는 이해하기 어려웠지만, 그녀가 말과 서로 마음이 전해지는 대화를 나누는 것은 분명해 보였다. 그녀에게는 말의 아픔이 고스란히 전해져 와서 진심으로 공감하고 우는 것 같았다.

그녀는 말의 아픈 과거도 알아냈다. 말이 어느 날 출산할 때 혼자 있었고, 극심한 고통 속에서 출산한 새끼가 죽어버렸다. 말은 그때 주인이 왜 오지 않았는지 이해할 수 없었고, 주인에 대해 커다란 실망감과 분노를 가지게 되었다. 그런 감정들이 그 말로 하여금 사람들을 태우는 것을 거부하게 만든 증상으로 드러났다. 물론 하이디가 말을 잘 어루만져주자 말은 신기하게도 원래의 순한 성품으로 돌아왔다.

나는 사람도 이와 같이 함께 있어주고 슬퍼해주는 행위 자체가 상대방에 대한 치유를 도울 수 있다고 본다. 그래서 예수께서도 "웃는 자와 함께 웃고 우는 자와 함께 울라"고 하셨던가 보다. 웃는 자에게 웃지 못하게 하고, 우는 자에게 울지 말라고 하는 것보다 같이 웃어주고 울어주는 것이 더 인간적으로 신뢰를 쌓을 수 있게 하며, 더 상대방을 잘 치유할 수 있게 해주는 원동력이 된다.

내가 기뻐할 때 웃어주고, 내가 슬퍼할 때 울어주는 사람이 있다면 그야말로 참 친구이고 참 이웃일 것이다. 환우에게는 이런 사람이 꼭 필요하다. 의사는 그의 부모나 형제가 아니기에 심리적인 애정이나 공감이 적을 수밖에 없고, 환우도 의사에게 그런 것을 기대하지는 않는다. 단지 정확하고 세밀한 치료를 기대할 뿐이다.

그러나 가족이라면 사정이 다르다. 환우가 가족에게 일차적으로 원하는 것은 이해와 공감이다. 치료나 대화, 이런 것은 나중 문제이다. 근본에 다가서고 코어(core, 핵심)에 접근하는 것, 그것은 바로 함께 울어줄 수 있는 감성지수(EQ)에 관한 문제이다. 그다음이 방법론적인 것이다.

환우의 치료에 대해 절대적 권위를 가진 의사들에게 요구되는 것은 슈바이처 같은 정도는 못 될지라도 애정 어린 따뜻한 마음씨, 세심한 이해와 관심일 것이다. 그들은 누구보다 환자에 대해 의학적·심리학적인 공부를 해왔기 때문에 환자에 대한 이해도와 배려심이 많아야 하는 것이 상식이다.

그러나 지식이 많은 것과 치료를 적극적으로 도우려는 마음은 다른 것이다. 사람에게는 느낌이라는 것이 있는데, 환자가 의사에게서 그런 따뜻한 감정을 캐치할 수 있으면 치료에 큰 도움이 될 것은 너무나 분명하다. 모든 의사들이 히포크라테스의 선서를 하던 본연의 정신으로 돌아가서, 환자를 병원의 수익을 높여주는 존재가 아니라 아픔에 신음하는 이웃으로 생각해주면 좋겠다.

나도 재발 이후 한 병원을 계속 이용하고 있는데, 기대감을 크게 충족시켜주지는 못했으나 담당 의사에게서 어떤 진실한 마음 같은 것이 느껴져서 지금까지 그 병원에 대한 인식이 나쁘게 각인되어 있지는 않다. 점차적으로 신뢰도 더 생긴 것 같다.

이렇게 환우와 가족, 환우와 전문가 사이에 신뢰가 구축되어야 제대로 된 치료와 회복이 빠르게 이루어질 수 있다.

마지막으로 지역사회도 정신 질환으로 고통을 받는 사람들을 사회적 약자로 인정하고, 도움을 베푸는 일에 적극적으로 나서주기를 희망한다. 지역사회의 인적 자원 및 역량과 연계하여 환우들이 막다른 골목으로 내몰리지 않고 스스로 사회 구성원으로 합류할 수 있게 경제적·제도적 지원을 아끼지 말아야 할 것이다.

이것은 국가와 사회복지 담당자들이 적극적으로 나서서 해야 할 일이다. 이러한 노력이 있을 때 양극화 해소, 일자리 창출, 사회적 통합이 이루어지며, 선진국 기준에 부합하는 나라로 앞서 가게 될 것이다.

환우가 자신의 가족 이해하기

이것은 환우들에게 전하는 메시지이다. 내가 만약 의사나 환우 가족이었다면 이런 말을 할 처지가 못 되고, 했다가는 당사자들에게서 욕을 먹을 소지가 아주 큰 주제이다.

그러나 나는 말할 수 있다. 당사자로서 직접 온갖 고초를 겪었기에 감히 환우들에게 이런 말을 할 자격이 있다고 본다. 이것은 환우 가족이 내게 특별히 부탁한 것도, 선물을 받아서 하는 것도 아니다.

이해와 용서가 환우 자신에게 결과적으로 도움이 된다고 믿기 때문이다.

가족한테서 상처를 받은 것을 쉽게 용서하라고 말하고 싶지는 않다. 상처에 대한 진정한 용서는 높은 지성과 깊은 통찰력을 요구하기 때문에 결코 쉬운 일이 아니다. 대충 하는 용서는 이것도 저것도 아니어서 더 해로울 수도 있다고 본다.

그러나 모든 공감과 수용은 이해를 바탕으로 진행되는 것이기 때문에 환우가 가족의 입장에서 역지사지(易地思之)하여 생각할 필요가 있다. 내가 만일 가족으로서 환우를 지켜보고 돌보아야 하는 입장이라면 나는 어떻게 행동했겠는가? 이런 질문에 "나라면 그렇게 하지는 않았을 것이다"라는 답변이 바로 튀어나올 수 있는 분들이 얼마나 될까?

필자도 어느 날 그렇게 입장을 바꾸어 진지하게 생각해본 적이 있었다. 그리고 나도 건강하고 지켜보는 입장이었다면 그럴 수 있었겠구나, 악의는 없지만 잘 몰라서 환자에게 상처를 주는 말을 할 수도 있었겠구나 하는 생각을 했다. 또한 치유가 지지부진한 환자에 대해 왜 멀쩡해 보이는데 매번 힘들다며 불평을 늘어놓을까 등등 오해와 편견을 가지고 대할 수도 있었으리라는 생각이 든 적이 있다.

고액 기부를 하거나 어려운 사람들을 잘 도와주는 사람들을 보면 그 자신이 어려운 삶을 살아온 경험이 있는 경우가 대부분이다. 심리상담사가 된 사람들의 대부분이 심리적인 고통을 겪은 사람들이며, 삶의 의지를 상실할 환경에 처해본 사람들이 신을 의지하는 종교인이 되는 경우가 많다. 이렇듯이 환자의 아픔을 겪어보지 않은 사람이 환자를 잘 이해한다는 것은 가족이라도 한계가 있을 수밖에 없다.

이해라는 것은 공감 더하기 지식 또는 지식 더하기 공감이다. 수

학이나 공학이 아니라 사람의 마음과 연루된 질병인 우울증, 조울증은 단순한 이해를 넘어서야 하는 범위에 속한다.

환우 가족이라고 해도 입장의 차이에 따라 여러 가지 형태로 나누어진다. 일차적인 보호자 즉 부모나 배우자는 그 사람의 능력, 재정적 상태, 질병에 대한 이해력 등 여러 가지 원인에 의해 환우를 대하는 자세가 달라진다.

특히 재발이 거듭되다 보면 의사에게서 평생 약을 먹어야 된다는 말을 필히 듣게 되는데, 환우 가족은 그 의사의 말을 여과 없이 수용하여 그 개념을 잘못 적용하게 된다. 즉, 흔한 말로 불치병이라는 인식과 함께 그에 따른 현실적인 대처 방안에 신경을 쓰는 쪽으로 생각이 잡혀간다. 앞으로도 계속 재발할 것이라고 보기 때문이다.

남의 몸에 팔이 없는 것보다 자기 손가락을 다친 것이 더 큰 문제로 다가오는 것은 인지상정이다. 누구나 자기의 상처와 고통이 제일 크다고 생각하기 쉽다. 그리고 경제적으로 매우 여유 있는 일부를 제외하고 다들 살아가는 데 나름대로 힘겨워한다. 즉, 남의 고통에 공감할 만큼 여유가 없다.

의사도 어떻게 하지 못하는 것을 우리가 어쩔 수 있겠는가? 약을 잘 먹게 하고, 재발하면 빨리 입원시키고, 문제가 발생되지 않게 사회복귀시설이나 집에서 소일하면서 스트레스를 받지 않게 해주자. 그런 정도의 생각이 대부분이다. 전국을 돌며 보약을 찾아도 답은 없다는 체념 상태에 빠져 있는 것이다.

환우는 지식과 정보가 부족하고 능력이 제한적인 가족들의 입장을 이해해야 한다. 박탈감과 소외감, 배신감으로부터 자신을 추슬러야 하며, 계속 부딪치며 살 수밖에 없는 가족을 그래도 신뢰해야 한다. 모두가 아니라면 한두 명쯤은 진심이 통하는 가족이 있을 것이다.

신뢰할 사람이 전혀 없다는 것은 극도의 불안을 가져오는 것이라서 보호자를 신뢰할 수 있게 하는 장치가 필요하다. 그러나 이것도 허용되지 않는 파괴된 가정도 많이 있다. 이런 경우에는 사회복귀시설이나 주변에 좋은 이웃을 두는 것이 필요하다.

의사 이해하기

올챙이가 개구리 생각하는 격이지만, 정신과 의사들을 이해함으로써 나의 잘못된 분노감이나 거부감을 교정할 수 있다고 본다. 우리 카페에도 일부 몰지각한 의사들을 고발하는 회원들의 글이 올라오기도 하지만 그것은 일부일 테고, 대부분의 의사들은 자신이 배운 전문지식을 실천하는 사람들이다.

환우가 의사에게 불만을 갖는 예를 들어보자면 다음과 같은 것들이 있다. 불친절한 것, 질문에 짜증을 내어서 더 이상의 질문을 어렵게 하는 것, 너무 권위적으로 대하는 것, 무시당한다는 기분이 들게 하는 것, 진단이 틀려 잘못된 약을 먹어 병이 악화되었다고 생각하는 경우 등등 참으로 많은 사례들이 있을 것이다. 그중에서도 의사의 교과서적이고 제한적인 답변이 많은 이들이 갖는 공통된 불만 중의 하나이다.

그런데 병원 약 외에 설사 어떤 좋은 것이 있고, 실제로 그렇게 치유된 사람을 보았더라도 의사가 그것을 권유할 수는 없는 구조적 한계가 있다. 말에는 책임이 따르기 때문에 문제가 발생했을 때 책임을 져야 한다. 이것이 의료 소송이나 큰 문제로 비화될 가능성이 항상 있으며, 그래서 제도적인 보호 아래 있는 허가된 약물과 치료만 기준에 따라 처방할 수밖에 없는 것이다.

그리고 정신증으로 찾아온 사람들과의 상담성 질문에 대해 의사의 답변은 크게 도움이 될 것이 없는 것으로 여겨질 소지가 다분하다. 왜냐하면 이것저것 대답을 해준다고 한들 상태는 늘 그대로인 경우가 많을 것이기 때문이다. 게다가 하루에 처리해야 하는 환자 수가 선진국에 비해 월등히 많기 때문에 일일이 자세히 대응할 수 없는 인력적 한계도 있다.

의사들은 배운 매뉴얼대로 치료를 진행하기 때문에 어떤 사람에게는 부적절할 수도 있다. 그렇다고 해서 의사가 기본적인 매뉴얼을 따르지 않을 수도 없는 일이다.

나는 한때 의사의 말을 곧이곧대로 받아들여 약을 먹으면 결코 재발하는 일이 없을 것으로 믿었던 적이 있었다. 그러나 약을 꾸준히 먹었는데도 두 번이나 재발이 되었다. 약 조절이 잘 안 된 부분도 있었겠지만, 근본적으로 순환성 기분장애라서 주기가 되면 재발이 일어나기 쉬웠다.

그러나 나는 좋아진다는 말을 아예 재발이 없어진다는 말과 같은 것으로 이해하고 있었는데, 막상 재발이 거듭되자 의사가 내게 무언가 속이고 있다는 느낌을 가지게 되어 약을 중단한 적이 있었다. 그러나 나중에 곰곰이 생각해보니 그 의사가 나를 속이려고 했다기보다 일단 계속 먹어야 된다는 판단 아래 먹으면 호전된다고 말했을 테고, 재발이 전혀 일어나지 않는다는 부언 설명까지는 하지 않았던 것 같다.

의사는 내가 차츰 질병에 대해 잘 알아갈 것이라고 생각했을 수도 있다. 그러나 그 부분에서 나는 큰 오해와 실망을 맛보아야 했다.

아무튼 이런저런 이유로 병원에 대한 강한 거부감과 의사에 대한 불신감을 지니게 된 사람들이 많고, 병원과 아예 등진 채 살거나 마지못해 울며 겨자 먹기 식으로 병원에 다니는 사람도 보았다.

하루는 예쁜 아가씨가 정신과 약을 타서는 도망치듯 나가는 것을 본 적이 있었다. 그 기분이 어떤지는 나도 알 수 있을 것 같았다. 나도 그런 기분을 안고 병원을 찾았기 때문이었다.

그러나 기왕이면 친절하고 마음이 따뜻한 의사를 정해두고 믿음이 가면 궁금한 것을 물어보는 쪽이 좋다. 의사와 자기 생각이 맞지 않는다고 싸울 필요는 없다. 재발이 되었을 때 현존하는 약들 중 그래도 믿을 수 있는 약들이 정신과 병원에 있기 때문에 우리는 소비자로서 고객으로서 찾아가는 것이다.

마음에 안 들면 병원을 옮길 수도 있다. 우리 자녀들이 커서 정신과 의사가 된다면 여러분도 의사의 입장을 더 많이 알게 될 테고, 의사의 입장에서 생각하는 시야가 열릴 수도 있을 것이다.

나의 결론은 의사가 인격적이나 지식적으로 완벽한 존재라고 생각하지 말자는 것이다. 구조적으로 또 의학적으로 약물의 한계성을 여전히 가지고 있지만, 우리가 가장 많은 도움을 받고 있기 때문에 우리는 의사와 충분히 대화를 나누면서 질병을 치료해가면 되는 것이다.

10
자율신경계와 우울증, 조울증

도파민이나 세로토닌 같은 호르몬과도 반응하는 자율신경계(自律神經系, Autonomic Nervous System)는 우울증이나 조울증을 앓고 있는 사람이면 꼭 알고 넘어가야 할 상식이다. 자율신경계의 자극으로 도파민 같은 호르몬이 더 분비될 수도 있고, 도파민 같은 물질을 흡수하거나 생성함으로써 자율신경계의 한 축을 이루고 있는 교감신경계(sympathetic nerve)를 자극할 수도 있기 때문이다.

조금은 어렵게 느껴질 수도 있지만, 질병에 대한 탐구와 치유를 목표로 하는 우리에게 어렵고 복잡해 보이는 우리 인체에 대한 기본적인 이해가 꼭 필요하다고 본다.

자율신경계

의지로 제어할 수 없는 말초신경계를 자율신경계라고 한다. 자율신경계는 교감신경과 부교감신경으로 나누어져 있다. 교감신경과 부교감신경은 상호작용을 하면서 몸의 균형을 유지시키고, 인체를 활력 있게 또는 안정되게 하는 기능을 수행한다. 이렇게 자율신경계는 심장근육, 배설기관, 소화기관, 순환기관, 내분비기관 등을 조절한다.

자율신경계는 여러 신체기관에서 서로 반대 효과를 나타내는 두 형태의 뉴런으로 이루어져 있다. 하나는 교감신경계로서 보통 교감신경이라고도 한다. 부교감신경 계통과 함께 자율신경 계통을 이루는 원심성 말초신경 계통이다. 교감신경은 부교감신경과는 길항작용의 관계에 있으며, 교감신경이 흥분하면 맥박 증가, 혈압 상승, 소화억제 등 몸이 위험한 상황에 대처할 수 있는 긴장된 상태가 된다.

교감신경계는 우리 몸의 각 장기와도 연결되어 있어 교감신경계의 상태에 따라 각 장기들도 같이 반응한다. 어느 것이 좋고 나쁜 것이 아니라 서로 균형과 조화를 이루고 있을 때가 가장 좋은 상태이다. 교감신경계는 우리로 하여금 도망치거나 싸우는 활동을 할 수 있도록 하고, 우리 몸이 활발히 활동할 수 있게 해준다.

이처럼 중요한 자율신경계의 균형을 깨뜨리는 요인은 스트레스, 음식, 기온, 질병 등 매우 다양하다.

교감신경계의 기능

교감신경계는 뇌의 혈관에 분포하여 안구 돌출을 일으키며, 심장에 영향을 주어 맥박 증가, 혈압 상승을 유도하고, 내장에도 영향을 미쳐 흉부 내장의 혈관을 수축시켜 위장에서의 소화운동과 소화효소 분비를 억제하며, 괄약근 수축, 혈관 수축 등을 일으킨다. 또한 피부 혈관의 수축, 입모근의 수축, 땀 분비 촉진 등을 일으킨다.

교감신경계의 모든 활동은 우리 몸이 움직이기 적합한 상태를 만들어준다. 예를 들어 교감신경계가 활성화되면 음식물을 흡수하는 위나 대장의 활동은 억제시키는 반면, 심장 박동 수가 증가하며 근육을 수축하고 긴장하게 만들어 힘을 내고 에너지를 방출하는 모드를 조성하는 것이다.

교감신경이 항진되면 어떻게 될까

교감신경이 흥분하면 인체는 생체아민 즉 카테콜아민류(에피네프린, 노르에피네프린, 도파민)들이 필요 이상으로 분비되어 격렬한 활동 상태가 된다. 따라서 생체아민과 같은 구조를 가진 약물들이 곧 교감신경흥분제이다. 분비된 노르에피네프린의 재흡수를 억제함으로써 결과적으로 더 많이 분출하게 만드는 코카인 같은 물질이다.

교감신경이 흥분하면 변비, 불안, 주의 산만, 두근거림, 격노의 상태가 될 수 있으며, 공황장애, 깊은 잠을 못 자고 새벽에 자주 깨는 증상, 조울증 환자는 경조증 전 단계나 경조증 상태가 될 수 있다. 심신이 흥분 상태에 있기 때문에 기분장애를 겪는 환우들은 자신감과 의욕이 상승하게 되고, 단극성우울증 환우들은 초조, 불안, 답답함, 공황장애, 신체형장애, 공포장애가 더 자극받게 된다. 이렇게 자율신경이 균형을 잃고 한 쪽 신경계가 항진되면 여러 증상과 질환으로 우리 몸에 나타나게 된다.

그래서 수면을 잘 취하지 못하는 우울증 환우나 조증을 겪고 있는 환우는 지나친 교감신경계의 항진을 예방하는 습관이 중요하다. 상태가 심할 때에는 약물이 가장 효과가 빠르지만, 미미하거나 서서히 올라간다고 느낄 때에는 생활 속에서 다운시키는 방법도 존재한다.

교감신경계 안정에 도움이 되는 것들

(1) 교감신경계는 차가운 것에 잘 반응하여 차가운 것이 들어오면 몸이 움츠러들면서 긴장하게 된다(따라서 조울증 환자들은 더운 여름보다 초겨울이나 봄에 조증이 되기 쉽다). 따뜻한 물을 많이 마시고, 몸을

교감신경 우위 질환		비만 고지질 인슐린 내성
협심증		
고혈압		
당뇨병		
	교감신경 자극	부교감신경 자극
① 전해질	나트륨	칼륨, 마그네슘
② 식품	육류	과일, 야채
③ 알코올	과음, 폭주	건강 음주
④ 컨디션 유지	수면 부족, 피로	수면 충분, 상쾌
⑤ 운동	경쟁적 과격 운동	1시간 이내의 적절한 운동
⑥ 체온	춥게 유지	따뜻하게 유지
⑦ 동공 상태	긴장(동공 확대)	명상(동공 축소)
⑧ 소화 동작	속성(소화불량)	천천히 씹음
⑨ 생약	Licorice	Licorice
⑩ 영양원	Glucose(탄수화물)	Glutamine(아미노산)
⑪ 약물	교감신경 흥분약	부교감신경 흥분약
	부교감신경 억제약	교감신경 억제약

좋은 것과 나쁜 것

따뜻하게 해준다. 반신욕 같은 것도 도움이 된다. 부드러운 운동을 통해 부교감 호르몬샘을 자극해주는 것도 도움이 된다.

(2) 스트레스를 받으면 교감신경계가 아주 잘 올라간다. 스트레스 요인과 인자를 제거하라(지나친 쾌락 추구도 교감신경계를 자극하므로 삼가야 한다).

(3) 알칼리성 음식이 좋다. 케일, 브로콜리 같은 녹황색 야채를 생으로 많이 먹어라. 자연 발효 식초도 산성을 알칼리성으로 중화시키기 때문에 좋다.

(4) 황수관 박사가 많이 주장한 대로 웃는 습관도 도움이 된다. 부교감신경계를 활성화하기 때문이다. 웃으려면 먼저 심리적으로 이

	스트레스	평온·안정
① 자율신경	교감신경 우위	부교감신경 우위
② 면역계	과립구 증가	임파구 증가
③ 염증	산화적 파괴 괴사성	삼출성
④ 세포분열	왕성=암 발생성	억제=궤양성
⑤ 신경전달	억제=통증 둔감	왕성=통증 예민
⑥ 호르몬 분비	감소	증가
⑦ 소화기	산 분비 억제, 소화불량	산 분비 증가
⑧ 배설	변비성	설사성
⑨ 점액	구강 건조	분비성
⑩ 호흡수	호흡수 증가	호흡수 감소
⑪ 순환기	맥박 증가, 혈압 상승	맥박 감소, 혈압 강하
⑫ 혈당	혈당 상승	혈당 감소
⑬ 에너지	소모	절약
⑭	과립구 증가	임파구 증가

좋은 것과 나쁜 것

완되어야 한다. 웃음은 몸이 긴장된 상태에서는 어렵다. 역으로 웃음 자체가 몸을 이완시키는 작용을 하기도 한다(필자는 악성 소화불량을 웃음요법으로 치료한 적이 있다. 웃으면 부교감신경계가 활성화되어 소화를 촉진하는 호르몬이 많이 나온다).

(5) 활동을 줄이고 억지로라도 휴식을 취하여 뇌와 몸을 쉬게 해주어야 한다.

(6) 일을 줄이고 균형 잡힌 식사를 하며 미지근한 물을 많이 마셔도 도움이 된다(일을 줄이면 긴장이 줄어들기 때문에 교감신경계가 안정되는

특성이 있다).

(7) 일을 줄이고 긴장을 완화시켜야 하며, 밤 12시 전에는 침소에 들고 최소한 7시간 이상 충분히 수면을 취해야 한다.

(8) 필수아미노산(글루타민, 트립토판, 가바 등등), 비타민D, 비타민B_2, 비타민B_{12}, 미네랄, 마그네슘, 아연 등은 교감신경을 억제하는 작용을 하므로 충분히 섭취하는 것이 좋다.

부교감신경계의 기능

부교감신경은 한마디로 말하자면 우리 몸의 어머니와 같은 존재이다. 편안하게 해주고 안정감을 주며 장을 편안하게 해주어 성장과 발육을 돕는다. 교감신경계로 긴장된 근육과 심장 박동 수를 내려주고, 우리를 쉬게 해주는 역할을 한다.

정상화되어 있는 상황에서는 적절한 좋은 수면, 소화 흡수, 안정감, 집중력, 성장 발육, 배변 용이, 이뇨 작용이 원활하며 마음은 균형적인 상태를 유지할 수 있어서 최적의 정신 활동을 할 수 있게 된다. 그러나 부교감신경이 너무 항진되면 그에 따른 부작용이 오게 된다.

부교감신경계가 항진되면 어떻게 될까

부교감신경계(Parasympathetic nervous system)는 부교감신경이라고도 불리며, 교감신경계와 함께 자율신경계를 이루는 원심성 말초신경 계통이다.

부교감신경이 교감신경보다 많이 흥분되어 있으면 자율신경 균형이 깨진 것으로서 보통 한의원이나 병원에서는 이를 '자율신경실조증'이라고 한다. 그리고 부교감신경이 과도하게 활성화되면 우울증으로 불리는 기분장애, 무기력증, 맥박의 감소, 혈압의 감소, 소화장애, 부종, 어지러움, 공허감(사는 재미를 잃는 것), 과민성대장증후군(설사 타입)이 일어난다.

부교감신경이라는 것은 그리스어 'para(~을 넘어, 반대쪽에)'를 sympathetic nervous의 앞에 붙인 말이다. 교감신경계와는 반대편에 서서 교감신경계의 기능과 반대적인 역할을 수행하는 신경계인 것이다.

교감신경계와 부교감신경계는 마치 시소를 타듯이 서로 균형을 유지하면서 몸의 각성과 이완을 조절한다. 활동적인 아버지와 가정적인 어머니를 보는 듯한 모습이며, 낮의 뜨거움과 밤의 조용함 같다고 해야 할까? 이런 인체의 신비를 보자면 지구가 자석처럼 양극으로 태양풍을 방어하고 있고, 식물과 동물이 수컷과 암컷으로 되어 있는 신비를 몸 자체도 간직하고 있는 듯하여 무한한 신비감을 느끼게 된다.

일반적으로 우리 몸은 교감신경계 우위의 생활보다 부교감신경계 우위의 생활이 건강에 더 좋은 것으로 권장되고 있다.

부교감신경계가 항진되어 있다면

아주 심각한 경우에는 병원을 찾아야겠지만, 어느 정도 이겨낼 수 있는 상황이고 병원 약을 먹고 있는 중이라면 생활 속에서 실천할 수 있는 것들이 있다.
(1) 몸의 각 부위를 자극하는 운동을 가볍게 지속적으로 해준다.

(2) 기운이 날 수 있는 음식을 먹는다.

(3) 카페인이 미량 들어 있는 블랙커피나 녹차, 홍차를 오전이나 낮에만 적당히 먹어준다.

(4) 햇볕을 맞으면서 산책 등을 즐긴다(민간요법으로는 냉온요법이 효과가 있다고 전해진다. 찬물에 1~2분간 몸을 담갔다가 1분간은 더운 물에 몸을 담그는 방법으로 4~5회 반복한다. 찬물에서는 교감신경이 항진되고, 더운물에서는 부교감신경이 항진된다).

(5) 친구와 기분 좋은 대화를 한다.

(6) 스트레스를 줄이고 취미나 즐거운 일을 찾는다.

(7) 밥맛이 없더라도 골고루 균형 잡힌 식사를 꼭 한다.

(8) 성질이 따뜻한 야채와 고기를 충분히 먹는다.

(9) 질병이라는 것을 인식하여 그 기분에 스스로 빠져들지 않도록 하며, 심리적으로 낙담하지 말아야 한다.

(10) 종교가 있는 사람은 용기와 힘을 달라는 기도를 하는 것도 심리적으로 도움이 된다.

조증과 단극성우울증은 교감신경계가 항진되면서 진행되고, 과수면적 우울증은 부교감신경계가 지나치게 항진되면서 일어난다. 그리고 급성 조울증은 자율신경계의 양극에 엄청난 혼란이 야기되었음을 보여주는 현상이다.

11
호르몬에 대한 이해

우울증 환우라면 우울증은 세로토닌이 부족하여 그렇다든가, 조울증 환우의 경우에는 도파민 때문에 그렇다는 말을 한두 번쯤은 들어보았을 것이다. 그리고 그것을 컨트롤하기 위해 약을 먹는다고 생각하게 된다.

이번에 책을 준비하면서 독자들에게 더 정확한 정보를 전달하기 위해 필자 나름대로 많이 탐색해본 결과, 막연히 연관성이 있을 것으로 추정했던 사실들이 더 분명해지고 명료해졌다.

그러나 이 장에서는 그 용어부터 생소하기만 한 생화학 용어들 때문에 너무 어렵게 생각할 수도 있어서 최대한 이해하기 쉽게 풀어서 설명하려고 힘썼으며, 호르몬 간의 연관성 파악이 쉽도록 노력하였다.

호르몬의 비밀

인체를 구성하는 요소 중에는 뼈, 근육, 혈액 등 여러 가지가 있지만, 그중에서도 호르몬은 내분비되는 물질로 인체가 만들어내는 미량으로도 큰 변화를 줄 수 있다. 호르몬의 어원은 그리스어 Hormao로서 '자극하다'라는 동사에서 유래되었다. 인체에서 세포를 자극하는 자극제의 역할을 하는 호르몬은 1851년부터 1900년대 초 사이에 발견되었다.

호르몬이 분비되는 양과 자율신경계의 부조화 현상은 아주 밀접한 연관성이 있으며, 자율신경계와 호르몬의 분비 역시 동전의 양면같이 긴밀한 관계를 가진다. 따라서 인간의 감정과 사고 그리고 이런 차이에서 만들어지는 성격 또한 호르몬의 상태와 무관하지 않다.

호르몬은 약으로도 조절이 가능하지만, 일상 속에서 음식물 섭취를 통해서도 변화되고 조절된다는 사실은 우리에게 의미하는 바가 아주 크다고 하겠다.

현대는 바야흐로 정보화 사회이다. 정보의 가격이 하락하고, 정보가 더 이상 정보로서 가치를 빠르게 상실하면서 상식으로 전환되는 속도가 깨어 있는 사람들에게는 눈부실 정도이다.

이제 인체의 많은 비밀을 아는 것이 의사들과 다국적 제약회사들만의 전유물이 아니다. 더 이상 전문가들만 아는 비밀스러운 정보가 아닌 것이다. 책과 인터넷, 언어의 기계적 번역 기술의 발달로 세계인이 쌓아올린 지식을 다양한 채널을 통해 접근할 수 있게 되었다. 다만 정보가 흘러넘쳐도 찾으려는 자에게만 찾아지고 보려고 하는 자에게만 보일 뿐이다.

호르몬의 생성과 그 기능들

호르몬의 성질과 그 메커니즘을 알아내어 만든 많은 약들은 조금만 깊게 공부하면 그 본질이 쉽게 파악된다. 예를 들어 조증이 되면 도파민이 많이 분비된다는 이야기는 책에서 쉽게 볼 수 있다. 그래서 도파민이 조증을 일으키는 호르몬이구나 하는 정도는 이해하게 되는데, 더 구체적인 자료는 산발적으로 흩어져 있기 때문에 섬세하게 취합하지 않으면 그 속성을 잘 알 수 없는 것이다.

그런데 조사에 의하면, 도파민은 조증과 흥분을 유발할 수 있는 여러 호르몬 중의 일부인 카테콜아민류에 속하는 호르몬이다. 즉, 생체 내에 카테콜아민(도파민, 노르에피네프린, 에피네프린)이 있다. 그리고 조증이 와서 이런 호르몬이 많아지기보다는 이들이 많아져서 조증이 오는 것이다.

카테콜아민은 카테콜에서 유래된 모노아민 계열의 신경전달물질이다. 카테콜아민은 필수아미노산*의 일종인 티로신으로부터 만들어진다. 많은 각성제들은 카테콜아민의 호르몬 구조와 그 화학적 모양이 유사하다.

그런데 같은 필수아미노산 중에도 도파민 같은 것을 만드는 데 쓰이는 티로신 같은 아미노산이 있는가 하면, 단극성우울증을 제어하고 개선하는 호르몬을 만드는 세로토닌의 전구체 물질(전단계 물질)로 트립토판 같은 필수아미노산도 있다.

트립토판은 완전 단백질로 인체에 꼭 필요하며, 몸에서 만들 수 없는 필수아미노산이다. 트립토판은 다른 무기질과 연계하여 세로토닌을 생성하는데, 나이아신, 비타민 B_6, 마그네슘 등과 함께 두뇌에 작용한다. 대표적으로 많이 함유한 식품으로는 단백질인 글로불린, 알부민, 카세인이 들어 있는 우유가 있다.

---

*생체 내에서 합성이 되거나 혹은 합성이 되더라도 그 양이 부족하여 외부로부터 섭취해야만 하는 아미노산을 말한다. 트립토판, 루신, 발린, 트레오닌, 이소루신, 티로신, 메티오닌, 페닐알라닌 이렇게 8종류가 있다(어린이는 아르기닌, 히스티딘을 추가하여 10종류).

아미노산(단백질의 전구체)은 지방과는 큰 개연성이 없으므로 저지방 우유를 먹어도 좋다. 교감신경계가 항진되어 있는 불면증 환우나 조증 환우가 우유를 따뜻하게 먹으면 좋다고 하는 것은 따뜻한 것에 부교감신경계를 높여주는 효과가 있고, 우유에는 부교감신경에 필요한 영양소가 많기 때문이다.

신경의 각성과 활동을 돕는 생체 카테콜아민류들이 적절히 분비될 때 우울감이나 우울증으로부터 보호하고, 트립토판이나 멜라토닌, 세로토닌, 글루타민(아미노산)같이 비교적 이완을 돕는 호르몬이나 그 전구물질들은 조증이나 조울증, 중독을 막아주는 역할을 해준다.

대표적으로 몇 가지 호르몬을 나열했지만, 영양학적인 각각의 성분과 그것이 몸속에서 어떻게 화학적 반응을 일으키는지에 대한 지식은 학력이 높은 대학원생이라고 하더라도 무지하기는 중학생의 지식 수준과 크게 다르지 않다.

질병이 발병하면 의사에게 달려가고, 그래서 완치만 될 수 있다면 건강에 대한 지식이 별로 없어도 우리가 살아가는 데에 문제될 것이 없다. 그러나 현대의학으로 아직 해결하지 못하고 그저 대중적인 요법에 의존하는 질환들이 너무나 많다. 독자들도 이 책을 하나의 나침반으로 삼아 우리가 겪고 있는 질병과 우리의 생활 습관과 인체에 대한 총체적 통찰이 있을 때 치유에 한 걸음 더 다가가게 될 것이다.

다국적 제약회사들의 입장은 다르다

어느 책에 있는 내용처럼 트립토판같이 영양소로 간주될 수 있는 물질은 제약 산업의 눈길을 끌 수밖에 없다. 트립토판의 커다란 효능과 주목할 만한 안정성, 자유롭게 수용되는 영양소로 인해 엄청나게 제약시장을 위협한다고 보여 "산업의 권력자들은 암묵적으로 트립토판이 불신되기를 희망한다"라는 말이 있을 정도이다.

얼마 전, 한 의사가 양심선언 차원에서 〈하얀 정글〉이라는 영화를 만들었다. 이 영화를 안 본 사람일지라도 현대사회에서 의료 분야의 세계를 슈바이처나 나이팅게일 같은 휴머니스트들이 대부분 차지한다고 생각하는 낙관론자는 많지 않을 것이다.

의료 분야 역시 엄연한 비즈니스의 세계이고, 수많은 젊은이들이 재정적 안정과 사회적 지위 때문에 의대를 선택하는 것이 현실이다. TV를 보면 수많은 제약회사들이 오늘도 병원과 약국을 상대로 로비를 벌이는 모습을 심심찮게 볼 수 있다.

이제 우리도 질병 메커니즘을 알려고 하는 노력이 필요하다. 내 몸을 나보다 더 사랑할 수 있는 사람은 없기 때문이다.

정신의 본질이라고도 할 수 있는 호르몬

1. 페닐에틸아민

고객의 지갑을 열려면 성적 충동을 느끼게 하는 것이 도움이 된다는 이야기가 있다. 사랑의 호르몬으로 알려진 도파민, 페닐에틸아민, 옥시토신, 엔도르핀 같은 호르몬은 사랑을 불러오는 대표적인 신경 전달물질이다.

이성이 상대방에게 애정의 감정을 가지면 뇌에서 페닐에틸아민이라는 호르몬이 나오는데, 롤러코스터를 타면 이 호르몬이 듬뿍 나와 도취감을 느끼게 해준다는 것이다. 그러나 지나치면 심각한 문제가 될 수 있다.

2. 세로토닌

세로토닌 신경은 뇌줄기(brainstem) 중 솔기핵(raphe nucleus)이라는 곳에 위치하며 그 수는 수만 개다. 세로토닌은 뇌 전체에 광범위한 영향을 미친다. 하나의 세로토닌이 수많은 신경을 상대하는 모습은 오케스트라의 지휘자가 지휘봉을 휘두르며 곡 전체 분위기를 형성하는 것과 비슷하다.

구체적으로 세로토닌은 의식 수준이나 감정과 기분, 컨디션에 관여한다. 도파민이 쾌락과 정열적 움직임, 긍정적인 마음, 성욕과 식욕 등을 관장한다면, 노르에피네피린(노르아드레날린)은 불안, 부정적 마음, 스트레스 반응 등을 관장한다.

그리고 세로토닌은 위의 두 가지 신경을 억제하여 너무 흥분하지 않고 불안한 감정도 갖지 못하게 함으로써 평온함을 유지하게 돕는다. 이 세 가지 신경들이 서로 영향을 주고받으며 형성되는 것이다. 세로토닌 신경이 활성화된 사람은 평상심을 잘 유지할 수 있다.

각성에는 격렬한 각성과 조용한 각성이 있는데, 격렬한 각성은 노르아드레날린 신경이 연출하는 것으로서 외부로부터의 스트레스 자극과 신체 내부 변화에 반응하여 흥분하고 대뇌피질을 강화시켜 각성 수준을 올린다. 반면에 세로토닌이 만들어내는 조용한 각성은 스트레스 자극에는 전혀 반응을 보이지 않고 마치 좌선할 때의 각성 상태와 같은 평온한 각성을 일으킨다.

세로토닌은 또한 자율신경에도 영향을 주어 몸을 충분히 준비된 상태로 만들어준다. 각성하면 세로토닌 신경은 낮은 빈도로 규칙적인 임펄스(신경이 정보를 전달할 때 사용하는 전기 신호)를 내보내는데, 이것은 차 엔진의 시동을 걸면 저속으로 규칙적인 회전이 시작되는 것과 같다. 몸을 움직이기 위한 준비 상태로 만드는 것이다.

따라서 아침 기상과 동시에 세로토닌 신경에서 임펄스가 잘 발생하면 쉽게 일어나 상쾌한 심신 상태를 맞이할 수 있다고 한다. 세로토닌은 근육에도 영향을 주어 척추 근육을 반듯하게 펴고 표정을 밝게 만든다.

세로토닌이 부족하면 기능이 저하되어 여러 가지 정서나 행동의 장애가 나타날 수 있다. 전반적으로 슬픈 기분, 고립감, 허무감, 무력감, 무능감, 죄책감 등을 느끼며, 그로 인해 자살 충동, 불면증, 체중 감소, 식욕 감퇴, 성욕 감퇴, 일상에서의 즐거움과 흥미 상실 등의 특성이 나타난다. 그리고 우울장애를 갖고 있는 사람은 뉴런과 뉴런 사이에 신경전달물질의 활성도가 떨어져서 세로토닌의 수치가 낮게 나타난다.

세로토닌은 콩류에 많이 들어 있고, 우유에도 비교적 많이 함유되어 있다고 알려져 있다. 최근 들어 콩과류에 속하는 모링가나무에 세로토닌 전구체인 트립토판이 엄청나게 많이 들어 있는 것으로 알려졌다. 그러나 무엇이든지 지나쳐서 좋을 것은 없다. 인공적 세로토닌을 과다 복용한 사람들에 문제가 발생했다는 외국 기사도 있었다.

3. 각성제(覺醒劑, stimulant)

중추신경계를 자극하며 교감신경계를 흥분시키는 약물이다. 신경계에 작용하는 물질로서 몸 전체의 작용이 일시적으로 활성화되는 효과를 가진다. 뇌 속에는 화학 물질이 가득하다. 화학 물질로 된 신경전달물질로는 아세틸콜린, 카테콜아민류, 세로토닌, 엔도르핀 등이 있다.

지나친 각성은 환각과 정신착란을 일으킨다. 뇌를 발작 상태로 만들고, 심장에 압박을 주어 사망에 이르게 할 수도 있다.

주요 호르몬들의 기능

복잡한 호르몬들의 기능과 이해를 돕기 위해 일부를 분류해보았으며, 그 기능들도 메모하였다.

1. 카테콜아민

카테콜(catechol)에서 유래된 모노아민 계열의 신경전달물질 또는 호르몬을 총칭하여 일컫는 말이다. 생체 내 카테콜아민에는 도파민, 노르에피네프린, 에피네프린이 있다. 이들은 모두 아미노산의 일종인 티로신으로부터 만들어진다. 많은 각성제들은 카테콜아민의 화학적 유사체이다.

생리적 기능으로 카테콜아민은 신경세포에서 분비되어 신경전달물질로 작용한다. 또 호르몬으로도 작용하는데, 스트레스로 교감신경계가 흥분되면 부신수질의 크로마핀세포에서 혈액으로 대량 방출되어 인체의 싸움도주반응(fight - or - flight reponse)을 유도한다.

카테콜아민은 수용성이며 혈장단백질에도 잘 붙기 때문에 혈액 내의 순환이 용이하다. 아드레날린이 혈류에 분비되면 몸은 재빨리 위협에 반응할 준비를 한다.

2. 도파민

급격한 각성을 유도하는 도파민은 뇌의 많은 기능을 포함하는 중요한 행동과 역할에 영향을 준다. 특히 운동 조절이나 호르몬 조절, 감정, 동기 부여, 욕망, 쾌락, 의욕, 수면, 인식, 학습 등에 영향을 미친다.

도파민의 분비 조절에 이상이 발생하면 다양한 질환이 발생한다.

도파민의 분비가 과다하거나 활발하면 조울증이나 정신분열증을 일으키며, 도파민의 분비가 줄어들 경우 우울증을 일으킨다. 또한 도파민을 생성하는 신경세포가 손상되면 운동장애를 일으켜 파킨슨병을 유발한다.

흡연으로 인해 흡수되는 니코틴은 도파민을 활성화시켜 쾌감을 느끼게 해준다. 마약을 통해 느끼는 환각이나 쾌락 등도 도파민의 분비를 촉진시키고 활성화시켜 얻게 되는 것이다.

3. 노르에피네프린(노르아드레날린)

L-티로신에서 도파(dopa, 3,4-디히드록시페닐알라닌)의 카르복시 이탈 반응에 의해 만들어진다. 도파민 β-히드록시다아제의 작용에 의해 노르아드레날린이 만들어지고, 스트레스나 자극을 받으면 뇌 속에 만들어지는 노르에피네프린은 아드레날린과 비슷한 반응을 일으키고 정신에도 영향을 미친다.

아드레날린은 몸에 그리 해롭지 않지만, 코르티솔은 뇌와 심장의 에너지 소모량을 평상시의 여러 배로 소모시킨다고 한다.

4. 에피네프린(아드레날린)

아드레날린은 산소와 포도당의 공급을 뇌와 근육에 촉진시키고 소화 속도를 늦춘다. 심박 수와 일회 박출량을 늘리고 동공을 넓히며, 피부 속 소동맥과 위장관을 수축시키지만 골격근의 소동맥은 팽창시킨다.

아드레날린은 정신에 직접 영향을 끼치지는 않는다. 그에 비해 스트레스나 자극을 받으면 뇌 속에 만들어지는 노르에피네프린은 아드레날린과 비슷한 반응을 일으키고 정신에도 영향을 미친다.

5. 트립토판

L-티로신과 반대의 성질을 띠는 필수아미노산 계열이다. 따뜻한 우유, 달걀, 바나나 등에는 수면 호르몬의 전구체인 트립토판이라는 물질이 있어 수면을 유도하는 데에 일정 부분 기여하고 있다.

영화나 TV 드라마 등에서 잠이 안 올 때 따뜻한 우유를 한 잔 마시는 것을 자주 볼 수 있는데, 신경 안정 작용을 하는 세로토닌과 멜라토닌 생성에 필요한 트립토판이 우유에 다량 함유되어 있기 때문이다.

6. 가바(GABA)

인체에서 브레이크의 역할을 수행해주는 가장 대표적인 신경전달물질이 가바(GABA)이다. GABA는 Gamma-Aminobutyric acid의 약어로서 우리말로는 감마아미노부티르산이라고 부른다.

가바는 $C_4H_9NO_2$의 구조를 가지고 있으며, 물에 잘 녹는 특성이 있다. 가바는 자연계에 널리 분포하고 있는 비단백질 아미노산의 일종으로 흥분 억제성 신경전달물질이다. 중추신경계 전체 신경전달물질의 약 30%를 차지하고 있어서 다른 물질에 비해 약 200~1,000배 고농도로 존재한다.

가바가 뇌에 존재한다는 것과 그 작용이 정확하게 밝혀진 것은 1950년 유진 로버츠 박사에 의해서이다. 가바는 뇌 혈류 개선, 산소 공급 증가, 뇌세포 대사 촉진을 통한 신경 안정 작용, 스트레스 해소, 기억력 증진, 혈압 강하 작용, 우울증 완화, 중풍 및 치매 예방, 불면, 비만, 갱년기장애 등에 효과가 있는 것으로 알려져 있다. 최근에는 뇌졸중 및 결장암, 대장암 세포의 전이 및 증식 억제 효과가 있는 것으로 밝혀졌다.

그러나 가바의 기본적인 성질이 몸에 미친 결과로 이 같은 작용들을 하는 것이지, 가바를 복용만 한다고 해서 무조건 만병통치가 되는 명약은 아닐 것이다.

7. 멜라토닌

최근 송과선(pineal gland)에서 생성되는 멜라토닌에 항산화제의 기능이 있음이 밝혀졌다. 대부분의 항산화제가 특정 세포에서만 작용하는 것과는 달리 멜라토닌은 세포 투과성이 있어 인체 내의 모든 세포에서 적용한다. 세포 내의 핵을 보호하여 세포의 치유 능력을 돕는다.

멜라토닌은 전구체인 세로토닌으로부터 두 단계를 거쳐 만들어진다.

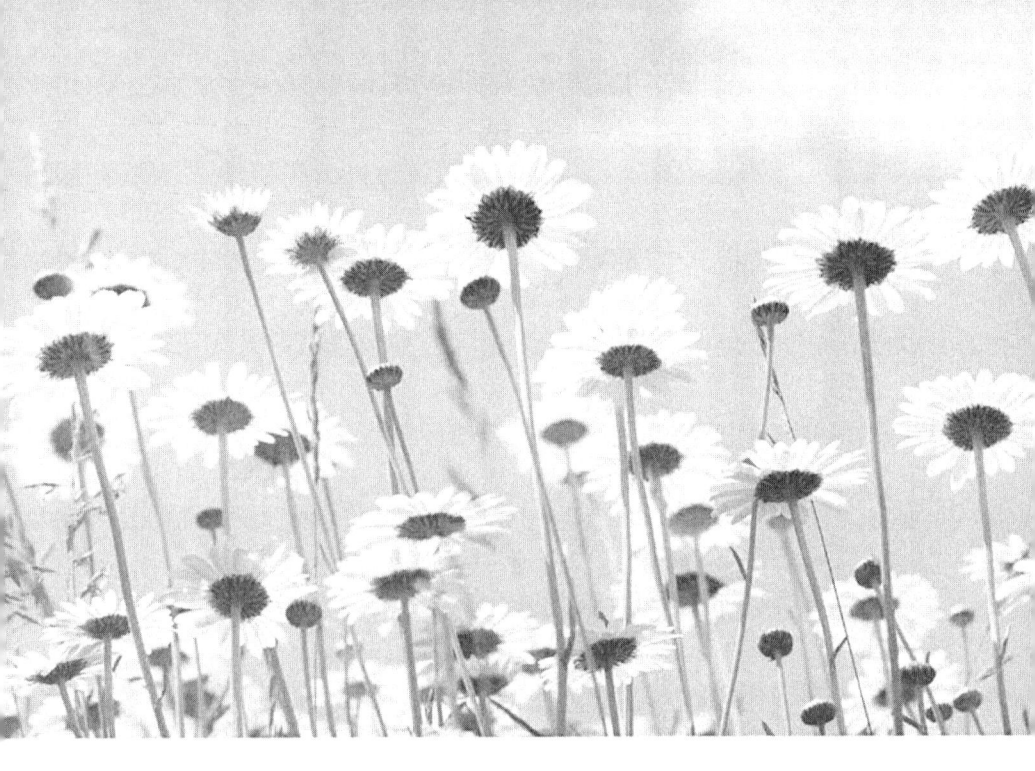

3부

현실적인 문제들과 대처 방법

3부에 들어서면서

　1부에서는 필자의 개인적인 체험 위주로 기술하였고, 2부에서는 공감과 질병 자체에 대한 특성을 객관적으로 이해하는 데 역점을 두었다. 이번 3부에서는 우울증과 조울증이 왜 많이 생겨나는지 그리고 약물 외의 대처 방법은 무엇들이 있는지 필자가 경험하고 알게 된 범위 내에서 풀어보려고 하였다.

　다른 질환보다 유난히 오해와 편견이 많은 정신적인 질병에 대해 수박 겉핥기 식의 이해로는 풀리지 않는 의문들이 아주 많다. 대부분의 일반인들은 학교나 병원이나 사회에서 이 질환들에 대한 체계적이고 제대로 된 정보들을 접해볼 기회가 별로 없다. 의사들에게 물어보는 데에도 한계가 있고, 의사들이 모든 것을 다 케어할 수 있는 것도 아니다. 그러므로 우리 스스로 알아가고 배워가려는 노력이 필요하다.

　배우려는 자세가 갖추어져 있고 좀 더 적극성을 보인다면, 누구나 이 정신 질환들에 대해 궁금하게 여겼던 것들의 답을 얻을 수 있다. 그것이 완치는 아니더라도 치유에 한 걸음 더 다가가는 길이 될 수는 있을 것이다.

　그러나 배우려는 것에도, 가르치는 것에도 위험성은 도사리고 있다. 왜냐하면 한두 가지 알게 된 사실에 흥분한 나머지 다른 것들을 무시하고 배척할 수 있기 때문이다. 그렇게 해서 얻어진 결과가 좋다면 문제될 일이 없겠지만, 그렇지 못한 경우에는 오히려 이전보다 더 상황이 힘들고 나빠지게 만들 수도 있다.

사람들은 의외로 단순한 일면을 가지고 있다. 전통, 관습, 제도, 언론, 권위 등에 쉽게 순응하며 주어진 대로, 보이는 대로 살려고 하는 경향이 있는 것이다.

그러나 역사가 말해주듯이 이 모든 것들은 시대의 발전에 따라 변한다. 의술이 미신이 아니라 과학의 영역에 속하기 위해서는 논리적이어야 하고, 타당한 근거를 제시할 수 있어야 한다. 비록 정신 질환의 원인을 밝히지는 못하더라도 어떤 것을 먹어서 증상이 호전된다면 그 메커니즘을 더 자세히 밝혀야 한다. 물론 원인을 규명하려는 노력도 중단되지 않아야 한다.

모든 문제에는 원인이 있고, 대응 방법이 존재한다. 그 대응 방법은 한 가지일 수도 있고, 몇 가지일 수도 있으며, 이루 셀 수 없을 만큼 많을 수도 있다. 또한 아주 효과적인 대응 방법과 그렇지 못한 대응 방법도 있을 수 있다.

무엇인가 숨겨져 있고 감추어져 있고 모르는 것이 많은 나라는 결코 선진국이 될 수 없다. 선진국을 보면 최대한 개방되어 있고 그것이 다른 나라들보다 몇 단계 앞서 나갈 수 있는 힘으로 작용하고 있다. '모르는 게 약'이라는 속담은 아주 특수한 경우에나 해당되는 말이다.

필자는 의사도, 심리 전문가도 아니다. 그럼에도 불구하고 이 책을 쓸 수 있었던 것은 정신 질환을 직접 앓으면서 많은 것을 느꼈고, 환우들과 그 가족들에게 들려주고 싶은 말들이 너무나 많기 때문이었다. 이 책을 내지 못하고 죽으면 두고두고 한으로 남을 것 같았다.

어떤 단순한 욕구를 넘어선 사명감 같은 것이 나로 하여금 직장도 잠시 그만둔 채 키보드를 두드리게 만들었다. 이 책이 환우들과 그 가족들에게 완벽한 정보와 도움을 제공하리라는 기대는 하지 않는다. 다만 어떤 가능성, 실마리 정도라도 제공할 수 있다면 그것으로 만족할 것이다. 왜냐하면 모든 일의 시작은 처음 떼어놓는 한 발자국에서부터 시작되기 때문이다.

그래서 이 책의 3부는 정신 질환들에 대한 총체적인 의문들을 다루고 또 여러 현상들에 대해 언급함으로써 독자들의 이해를 확장시키고자 한다. 또한 환우들과 그 가족들이 겪는 현실 속에서의 여러 고충들과 질병 대처법을 소개함으로써 질병으로 인한 문제들을 최소화하는 데에 역점을 두었다.

우리 환우들은 사회로부터의 이해와 공감을 간절히 바란다(그렇지 못하기 때문에 자신의 질병을 숨기고 수치심과 공포감에 싸인 채 고통의 시간을 살아간다). 이웃의 따뜻한 위로와 격려가 질병을 극복하고자 하는 의지와 용기를 북돋워줄 것이다. 물론 이겨내기 위해서는 우리 몸과 질병에 대해 더 잘 알아야 하며, 더욱 적극적으로 치료에 임해야 한다. 3부가 그 싸움에 도움이 되어주기를 간절히 희망한다.

1
환경적인 문제점들

선진국에서 우울증 환자들이 더 많이 발생하는 것은 환경과 어떤 연관성이 없는지 생각해보게 된다.

우울증이나 조울증, 정신분열증 같은 것은 내인성 질환이라고 하여 외부와 상관없이 뇌 안에서 생물학적 반응에 의해 발생한다는 것이 의학계의 일반적인 견해이다. 그러나 내부를 변화시키는 요인이 외부의 어떤 환경과 절대로 관련이 없는 것일까? 현상적으로는 뇌의 호르몬 이상으로 발병한 것을 부인할 수 없지만, 그것이 왜 발현되었는지 의문을 가져볼 수 있지 않을까?

일반적으로 외부의 어떤 환경적인 요인이 정신 질환의 주요 원인이라고는 나도 생각하지 않는다. 그러나 현대인의 생활환경의 구조적인 어떤 특성 때문에 질병 발병률이 더 높아지는 면은 분명히 있는 것 같다(그러나 그것을 절대시하지는 말고 단지 참고만 하는 마음으로 우리 주변을 곰곰이 살펴보자).

햇빛과의 상관관계

우울증 환자에게 매일 적당량의 햇빛을 보도록 권하는 조언은 어디서든 쉽게 찾아볼 수 있다. 전문가들의 말에 의하면 햇빛이 호르몬 분비에 영향을 주기 때문이라고 한다.

도시화가 되지 않은 수십 년 전만 해도 해가 뜨면 밖으로 나가 일을 하고, 어두워지면 집에 돌아와서 잠을 자는 것이 일반적인 생활 패턴이었다. 즉, 해가 뜨고 지는 시간에 따라 일어나고 잠을 자는 이상적인 수면 생활을 했다.

그러나 현대인의 생활은 어떠한가? 수십 층이 넘은 고층 아파트들이 계속 생겨나고, 생활을 대부분 실내에서 하게 되었다. 야간에 일하는 사람들이 많아지면서 낮에는 커튼을 치고 잠을 자고, 밤에 형광등 불빛 아래서 일을 한다. 그리고 빛을 흡수하는 눈의 망막 수용체를 자극하는 환한 모니터 앞에 앉아 웹서핑을 하는 시간이 많아졌다.

앞으로 햇빛의 움직임과 불일치하는 삶을 살게 될 가능성이 더욱 높아지고 있다. 인간은 수만 년 동안 캄캄한 밤에는 활동을 멈추고 휴식을 취하면서 자연적인 환경에 순응하는 삶을 살아왔다. 그런데 현대인들은 수만 년 동안 이어져온 수면 환경에서 크게 이탈된 생활을 하게 되었다. 실내 생활, 지하상가, 야간작업, 늦은 취침 등 이 모든 것이 현대인의 건강을 위협하는 요인이 되고 있다.

우울증이든 조울증이든 모두 수면과 밀접한 관련을 가지고 있으며, 수면과 생체시계를 주관하는 햇빛 사이에도 긴밀한 함수관계가 존재한다. 따라서 환우들에게 생활환경을 잘 점검해보고, 햇빛과 함께 움직이는 생활로 복귀하는 것이 여러모로 건강에 좋을 것이라는 조언을 드리고 싶다.

햇빛은 세로토닌을 만들 때에 꼭 필요한 요소이기도 하다. 그리고 세로토닌은 그 자체가 행복 물질이자 다른 호르몬들을 관장하는 오케스트라의 지휘자이다. 불면증 환자에게 부족하기 쉬운 멜라토닌이 이 세로토닌으로부터 만들어진다.

인체는 필요한 결과 물질에 도달하기까지 여러 단계를 거치는데, 그 과정에서 여러 인자들의 도움을 필요로 한다. 햇빛도 물이나 산소처럼 생존에 꼭 필요한 하나의 에너지이며, 식물에게 그러하듯 우리 몸에도 영양소로 작용한다.

현대인의 생활 습관

과거의 농경시대나 유목시대와 달리 현대인은 몸을 많이 움직이지 않는 환경에서 살게 되었다. 옛날 사람들은 장을 가더라도 10리(약 4킬로미터) 정도는 짧은 편이었으며, 하루 종일 먼 거리를 옮겨 다니며 온몸을 움직여야 겨우 먹고살 수 있었다. 사람은 꾸준히 몸을 움직일 때 건강에도 좋을 뿐 아니라 컨디션도 좋게 유지할 수 있다.

그러나 지금은 화장실도 집 안에, 부엌도 집 안에 있다. 옛날처럼 마을 복판의 우물에 물을 길으러 갈 일도 없고, 빨래를 하러 냇가에 가지 않아도 된다. 수도꼭지만 틀면 물이 콸콸 쏟아지고, 세탁기 버튼만 누르면 아무리 많은 빨랫감도 쉽게 처리된다. 등하교나 출퇴근도 버스나 지하철을 이용하면 되기 때문에 옛날과는 비교할 수 없을 정도로 운동량이 축소되었다.

운동이 우울증에 좋고, 운동으로 우울증을 극복했다는 기사를 쉽게 접할 수 있다. 운동을 하면 호르몬 분비에 영향을 준다는 것은 입증된 상식이다. 운동은 우리 몸의 근육을 강화시키고, 유연성을 증대시키며, 피부의 탄력은 물론 기분까지 상쾌하게 만들어준다.

나도 몸과 마음이 찌뿌듯할 때면 한 시간 정도 빨리 걷기와 스트레칭을 한다. 그렇게 운동을 한 뒤 샤워를 하면 몸과 마음이 아주 상쾌해지는 것을 느낀다.

과거에 비해 분명히 살기 좋아진 것은 사실이지만, 물질문명의 혜택을 아무 생각 없이 즐길 것이 아니라 정신과 육체가 잘 조화될 수 있는 삶을 살려고 노력해야 한다.

특히 불면증이나 조증이 있는 사람들에게는 요가나 등산 같은 유산소운동과 리드미컬한 운동으로 몸을 유연하게 하고 생기 있게 해주는 것이 중요하다.

재배농법의 발달과 풍족해 보이는 먹을거리

비료와 농약의 사용은 현대 농법에 일대 혁명을 가져왔다. 게다가 비닐하우스 재배로 계절에 상관없이 채소나 과일을 수확하게 되었다. 또한 유전자를 다루는 기술의 발전으로 더 품질이 좋은 먹을거리를 더욱 빠른 기간에 얻을 수 있다.

우리는 온갖 식품이 넘치게 쌓여 있는 시대에 살고 있다. 기계의 발달로 대량 생산이 가능해지고, 화학약품의 발달로 보관 기간이 길어지며, 더 커지고 맛도 좋아진 식품들을 손쉽게 구할 수 있다. 옛날과는 비교 자체가 되지 않는 풍요로운 시대에 살고 있는 것이다.

이런 것이 질병과 무슨 관계가 있느냐고 생각하는가?

학력이 높고 소득이 많은 사람들일수록 이런 인공적이고 화학적인 식품들을 잘 가려내어 기피한다. 한 예로 미국의 자연친화적인 비싼 고급 요리는 부자들이 찾고, 서민들은 햄버거나 콜라, 피자 같은 패스트푸드 음식을 많이 먹게 된다. 이로써 질병 위험도와 비만율도 저소득층이 상대적으로 높으며 비만자들도 많다. 그래서 비만과 소득은 반비례한다는 말이 있을 정도이다.

필자가 피력하는 이런 내용들은 건강에 조금만 관심을 가진 사람이라면 여러 매체나 책을 통해 쉽게 접할 수 있는 상식이 된 지 오랜 이야기이다. 그러나 아는 것과 실천하는 것이 언제나 같지만은 않다. 사람들은 인공적이고 화학적인 것이 나쁘다는 것을 알면서도, 워낙 그런 식품들이 흔하기 때문에 아예 신경을 쓰지 않게 된다. 그것이 어떤 결과를 가져올지 구체적으로 모르는 경우가 많고, 귀찮아서 깊이 생각하려 들지도 않는다.

같은 서구인이라도 프랑스인들이 미국인들에 비해 비만이 적은 이유는 인스턴트식품을 배제하고 프랑스 특유의 전통적인 긴 식사 시간이 지켜지기 때문으로 파악되고 있다.

현대인은 먹을 것이 풍족하기 때문에 자기가 영양 결핍일 가능성에 대해서는 추호도 생각하지 못한다. 배가 고프면 하다못해 라면이라도 쉽게 끓여 먹을 수 있기 때문에 늘 충분한 칼로리를 몸에 공급해준다고 생각한다. 오히려 너무 많이 먹어서 살이 찐다고 생각하여 함부로 다이어트를 하는 탓에 몸을 해롭게 하는 경우도 많다. 그러나 현대의 많은 젊은이들이 영양 불균형 상태에 있는 경우가 의외로 많다.

그리고 오늘날의 식재료들과 가공식품들은 옛날 천연의 상태에서 자란 야채나 과일에 비해 영양 가치가 50% 이상 떨어진다는 보고도 있다. 비료로 인한 빠른 성장, 상품성과 수익성만을 중시하여 농약과 비닐하우스 등을 이용하는 농법 때문이다.

20~30년 전만 해도 닭고기는 어쩌다 한 번 먹는 귀한 음식이었는데, 요즘은 전화 한 통이면 기름에 튀긴 치킨이 우리의 야식이나 주말 간식으로 배달된다. 그러나 이 닭들도 성장 속도가 3~4배 빠른 유전자 변형 닭이라는 것을 아는가?

토종닭이 아닌 모든 닭을 육계라고 하는데, 닭 자체가 유전자 변형이 되어 있어서 보통 토종닭이 6개월 걸려 클 것을 40일 정도면 성장하도록 해놓았다. 이 닭들은 6개월이 되면 보통 닭보다 서너 배 더 무거워져 제대로 걷지도 못하며, 그래서 거의 앉아 있는 상태로 꼼짝하지 않는 모습을 내 눈으로 확인한 바 있다.

요즘 인기 있는 먹을거리인 오리들도 닭의 경우와 같은 육오리이다. 일반 청둥오리라고 생각하면 오산이다. 나는 한때 오리 천 마리를 키워 도매상에 넘긴 적이 있는데, 오리가 너무나 빨리 크는 것을 보고 놀라지 않을 수 없었다. 새끼 오리가 불과 40일 만에 3킬로그램짜리로 자라 2~3천 원의 마진을 남기고 도매상에 넘겨진다.

이것이 우리 대한민국의 식생활 환경이요, 주요 선진국들의 음식 환경이다. 눈을 크게 뜨고 식재료의 생산, 유통, 가공 실태와 편의점, 동네 슈퍼마켓, 대형 마트들을 유심히 관찰해볼 필요가 있다. 자세한 내용은 생략하기로 하지만, 우리의 음식 문화와 환경이 우리 건강을 위협하는 요소로 곁에 있다는 사실은 꼭 알리고 싶다.

가공식품 환경

가뜩이나 인공적인 것이 넘쳐나면서 고유의 생활환경이 변하였는데, 가공식품이 넘쳐나서 우리의 식생활을 위협하고 있다.

가공식품의 유해성은 누구나 아는 사실이니까 생략하고, 이것들이 가지고 있는 간접적인 문제점을 고찰해볼 필요가 있다. 영양소가 결핍된 식단도 문제이지만, 라면 같은 인스턴트음식을 자주 섭취하면 정작 제대로 된 식사를 할 기회를 박탈당하게 된다. 그 결과 영양불균형이 초래되고, 아이들은 자극적인 빵이며 과자에 길들여져 밥을 적게 먹거나 심하게 편식을 하게 된다.

우리 몸은 탄수화물과 물로만 이루어진 것이 아니라 여러 영양소의 균형이 갖추어져야 하며, 채소나 과일에서 얻어지는 비타민과 섬유소 같은 것들을 필요로 한다. 가공식품은 탄수화물과 단백질(질 좋은 단백질은 아니다)은 많이 함유하고 있지만, 영양소의 균형적인 면에서는 아주 해롭다. 또한 체내의 미네랄을 방출시키는 마이너스 요인으로 작용하기 때문에 1차적으로 해롭고 2차적으로 문제를 야기하는 파괴력이 있다.

독약도 아주 적은 양을 먹으면 몸에 이상이 없듯이 아무리 해로운 음식도 가끔씩 먹는 것은 별로 문제되지 않는다. 그러나 그것이 지속적으로 쌓이면 좋을 것이 없다.

이 밖에도 자연친화적인 환경을 방해하는 수많은 요소들이 있지만, 대표적이고 가장 연관성이 높은 몇 가지만 언급하였다.

2
미네랄과 호르몬의 관계

잘 알다시피 오늘날 대한민국만큼 약물 오남용과 의존도가 높은 나라는 드물다. 아무렇게나 먹고 아무렇게나 생활하다가 병에 걸리면 병원을 찾아 해결한다. 질병에 대해 잘못된 자만심을 가지고 있는 현대의술을 맹목적으로 신뢰하는 것이다.

자신의 건강을 스스로 돌보지 않고 방치해두다가 병이 생겨도 의사가 완치시켜줄 것이라는 환상을 가진 사람이 있다면 이제부터라도 다시 생각해보기를 바란다.

의사는 환자를 도와 치료를 지원하고 관리해주는 사람이지, 신이나 전능자가 아니다. 또 의사는 현존하는 약물 지식에 의존하기 때문에 획기적인 신약이 나오지 않는 한 고질적이고 만성화되기 쉬운 질환들을 한두 번의 투약으로 완치시키는 일은 거의 불가능하다.

의사를 무조건 거부하고 의심하는 것도 위험하지만, 하나님처럼 의지하면서 자신의 노력은 게을리 하는 것도 매우 좋지 않은 습관이다.

필자는 대체의학이나 한방의학을 여러분에게 강요하고 싶은 것이 아니다. 다만 우리가 우리 몸에 더욱 관심을 가지며, 자신의 질병을 치료할 방법을 공부하다 보면 적어도 자녀 세대에 있을 수 있는 발병을 막아볼 최소한의 단서들을 제공할 수 있지 않을까 생각하는 것이다.

필수 영양소의 종류

사람의 몸은 여러 물질로 구성되어 있지만, 65~70%는 물로 되어 있다. 그리고 물을 제외시킨 나머지의 70~80%는 단백질이다. 단백질의 구성 성분이 바로 아미노산이다. 음식으로 섭취되는 모든 단백질은 체내에서 아미노산으로 분해되며, 필요한 곳에서 다시 합성되어 제 역할을 수행한다.

체중에 비하면 4~5%밖에 안 되지만, 정신적·생리적 기능을 지배하는 아주 중요한 역할을 담당하는 것이 20여 가지의 미네랄(Minerals)이다. 미네랄은 비타민이나 지방, 단백질, 탄수화물 등과는 달리 우리 몸속에서 만들어지지 않는다.

세계적인 권위를 자랑하는 데이비드 와츠 박사는 미네랄의 중요성에 대해 다음과 같이 언급하고 있다.

"우리 몸에서 미네랄이 차지하는 비중은 3.5%에 불과하다. 비타민은 결핍되면 질병에 걸릴 뿐이지만, 미네랄이 결핍되면 생명 현상이 멈출 수 있다. 즉, 죽음에 이르게 되는 것이다. 미네랄이 생명을 유지시켜주기 때문이다. 그래서 미네랄을 생명의 점화선이라고 한다."

우리는 단백질이나 탄수화물은 충분히 섭취하는 시대에 살고 있다. 그러므로 여기서는 그 밖에 부족하기 쉬운 영양소에 대해 알아보고, 영양학적 관점에서 우리의 식생활 환경에 문제는 없는지 살펴보기로 한다. 왜냐하면 청소년들이나 20~30대의 상당수가 미네랄 부족이나 비타민 또는 섬유소와 같은 다른 필수 영양소 부족의 문제를 가지고 있기 때문이다.

1. 미네랄(Minerals)

미네랄은 정신적·육체적 기능의 필수 요소인 수분의 양을 섬세하게 조절(이온화 작용)해준다. 또한 혈액과 조직 내에서 산도(조증은 체액이 산성화되었을 때 더 활성화됨) 및 알칼리도의 조정을 통해 필요한 영양소들이 혈액으로 유입되도록 해준다. 또한 화학 물질들이 세포벽을 왕래할 수 있도록 하여 항체의 생성을 돕는다.

미네랄은 비타민과 비슷하게 생체 내의 여러 가지 생화학 반응에 효소로 작용하여 신경의 전달, 근육의 움직임, 소화 및 음식 중에 있는 미네랄의 대사와 이용 등에 관계한다. 호르몬의 생성에도 이용된다.

미네랄은 비타민과 잘 협조한다. 비타민B 그룹의 비타민 중에는 인(Phosphorus)이 있어야만 흡수가 가능한 것들이 있고, 비타민C는 철의 흡수를 증가시키며, 칼슘은 비타민D가 없이는 흡수가 불가능하다. 아연(Zinc)은 비타민A를 간으로부터 분리시킨다. 비타민B_1은 유황을 갖고 있고, 비타민B_{12}는 코발트를 갖고 있듯이 어떤 미네랄들은 비타민의 구조적 성분이 되기도 한다.

대부분의 비타민들은 흡수가 잘 되지만 미네랄은 그렇지 못하다. 가장 흡수가 잘 되는 경우는 아미노산과 킬레이트(chelate)되는 것이다. 따라서 매 식사 때마다 적당량의 단백질 섭취가 요구된다.

미네랄에 대한 이해에서 각 성분의 특성도 중요하지만, 보다 더 중요한 점은 그들이 체내에서 단독으로 활동하는 것이 아니라 다른 성분들과 어울려 활동한다는 것이다. 어떤 미네랄도 다른 성분의 도움을 받거나 영향을 미치지 않고 단독으로 기능을 발휘할 수는 없다.

육체적·정신적 스트레스는 체내에서 미네랄의 공급에 영향을 준다. 단 하나의 미네랄 부족이 질병의 원인이 될 수도 있으므로 음식의 섭취 중 부족함이 없는지 점검해보는 것이 좋다.

2. 아미노산(Amino acid)

단백질의 구성 성분이 바로 아미노산이다(음식에 함유된 단백질을 섭취하면 잘게 부서져 아미노산 상태가 된다). 음식으로 섭취되는 모든 단백질은 체내에서 아미노산으로 분해되고, 필요한 곳에서 다시 합성되어 주어진 역할을 수행한다.

① 유전인자가 갖고 있는 비밀을 간직하며, 신경전달물질의 전구물질로도 작용한다.
② 기억력 상실을 막아주며, 주의력과 언어 및 행동까지도 영향을 줌으로써 알츠하이머 증상의 진행 과정을 늦추어준다.
③ 인지력이 부족한 증상을 호전시키며, 우울증 같은 증상에도 도움을 준다.
④ 스트레스에 의해 변화된 호르몬의 균형에도 도움을 준다.
⑤ 세포 내외의 모든 막이 손상되지 않도록 해준다.
⑥ 성격의 이상, 어린이의 과잉행동증, 간질, 정신이상에도 이용된다.
⑦ 근육의 변성을 막아주며, DNA와 RNA의 구조에도 이용되므로 핵산의 합성에도 필수 성분이다.
⑧ 중추신경계의 기능과 전립선의 건강에도 필요한 성분이다.
⑨ 부교감신경계에 직접적으로 작용하는 트립토판 같은 것들이 있다.

3. 붕소(Boron)

① 뼈의 손실을 막고, 다른 미네랄의 손실을 방지해주므로 폐경기 후의 여성에게 골다공증을 예방하기 위해 투여된다. 이때 붕소의 작용은 에스트로겐과 비슷하여, 뼈로부터 미네랄의 손실을

막아준다.
② 칼슘, 비타민D와 같이 처방되기 때문에 필수 미네랄로 취급된다.

4. 칼슘(Calcium)

인체에 많은 양이 요구될 뿐 아니라 대부분의 기능에 관계되는 필수 성분이다. 99%가 뼈와 치아의 구성 성분으로 함유되어 있고, 나머지 1%가 혈액 및 세포에 존재하면서 생리적 작용에 관여한다. 신경의 전달, 근육의 수축, 체액의 산-알칼리의 평형 및 혈전의 형성에 관계한다.

칼슘의 정상적인 섭취를 위해서는 비타민D, 인, 비타민A, 비타민C, L-Lysine 등이 필요하다. 칼슘과 마그네슘은 2 대 1의 비율로 섭취될 때 가장 흡수율이 좋다.

칼슘의 부족은 상습적인 음주와 고기, 설탕류를 많이 섭취하는 식사 습관에서 주로 초래된다. 고기를 많이 섭취하면 음식에 과잉의 산을 함유하게 되는데, 그중 인이 많고 상대적으로 칼슘이 적다. 이 현상은 정제된 단백질을 다량으로 섭취하는 경우에도 마찬가지로 체액이 산성화되면서 소변 내의 칼슘의 양이 증가된다고 한다.

혈액의 PH는 7.35~7.45를 유지하여야 하는데, 이 범위를 유지하기 위해서는 혈액 100㎖에 10㎎의 칼슘을 함유하여야 한다. 생명을 유지하기 위해 가장 중요한 조건이 혈액의 PH를 정상 범위 내로 유지하는 것이기 때문에, 혈액 내의 칼슘의 양이 정상 범위보다 떨어지면 인체는 수단과 방법을 가리지 않고 뼈와 치아에서 혈액으로 칼슘을 이동시킨다. 칼슘 부족 시 147가지의 질병에 노출된다.

① 고기, 정제된 탄수화물, 청량음료 등은 칼슘의 배설을 증가시

키며, 커피, 짠 음식, 흰 밀가루 음식 등도 칼슘의 부족 증상을 일으킨다. 칼슘은 수면 작용도 돕는다.
② 결핍되었을 때의 증상은 관절의 통증, 손톱의 부스러짐, 습진, 혈중 콜레스테롤 수치의 상승, 심계항진, 고혈압, 불면, 근육 경련, 신경과민, 감각 이상, 과잉행동증, 우울, 망상 등이다.

5. 구리(Copper)
① 체내에서 철의 흡수와 이용률을 높여주며, 헤모글로빈의 합성을 돕는다.
② 신경섬유를 싸고 있는 지방 성분인 미엘린초(Myelin sheath)를 건강하게 유지하는 역할을 담당한다.
③ 에너지 생산에 요구되는 효소와 지방을 산화시키는 효소의 성분으로도 이용되고, 피부의 색상을 이루는 멜라닌 색소를 만드는 데에도 필요한 성분이다.
④ 부족할 때의 증상은 빈혈, 성장 부진, 신경계의 이상, 운동 실조, 심혈관의 이상, 동맥류, 대머리, 골다공증, 호흡 기능 부진, 피부의 이상 등이다.
⑤ 구리가 부족한 사람에게 구리를 투여하면, 혈중 콜레스테롤의 양은 감소되고 HDL(Good cholesterol)은 증가된다.

6. 아연(Zinc)
체내에서 철 다음으로 중요하면서도 다양한 기능을 갖고 있는 미량 미네랄이다. 근육 및 적혈구, 백혈구, 눈, 뼈, 피부, 간, 췌장에 분포되어 있고, 특히 남성은 다른 장기보다 전립선에 많은 양의 아연이 축적되어 있다.

최근에는 감기 예방 및 치료 보조제로 이용되고 있다. 인체 내에서 생화학 반응에 필요한 70여 종류 효소의 구성 인자이다.
① 어린이나 10대 청소년들에게 아연의 부족 현상이 많다.
② 수술, 상처, 골절, 정신적 스트레스를 받았을 때 아연을 투여하면 회복이 빠르다.
③ 체내에서 비장, 흉선, 임파구의 기능과 관계가 깊으며, 면역력을 높인다.

7. 마그네슘(Magnesium)

인체는 20~28g의 마그네슘을 갖고 있다. 그중의 50%는 뼈에 함유되어 있고, 나머지 50%는 수많은 효소의 원료로서 체내에 없어서는 안 되는 대단히 중요한 미네랄이다.
① 튼튼한 뼈와 치아를 위해서는 칼슘, 인과 같이 마그네슘이 필요하다.
② 마그네슘의 생리적 작용 중 가장 중요한 것은 근육, 신경 이완 작용이다.
③ 근육이 뭉친다거나 경련을 일으킨다거나 떨리는 증상들은 마그네슘의 부족 증상일 경우가 많다.
④ 정신신경계에 필수적인 미네랄이다(교감항진, 우울증, 정신분열증, 불면증).
⑤ 자폐아의 경우 마그네슘 부족 현상이 잘 나타난다.
⑥ 성인 정신 질환자 중 마그네슘이 부족하면 자살 기도를 하는 사람이 많다고 한다.
⑦ 칼슘이 침착되어 석회화되는 증상을 막아준다.
⑧ 비타민B6(피리독신)와 효소의 생성 작용에 밀접한 관계를 갖고

있다(신장 결석을 막아주는 데에 두 성분이 같이 작용함).
⑨ 결핍되었을 때의 증상은 근육의 경련, 우울, 불면, 민감, 소화불량, 빈맥, 부정맥, 고혈압, 심장 질환, 천식, 만성 피로, 과민성 장 질환, 교감신경 항진, 관절염과 아토피 증상 악화 등이다.

8. 칼륨(Potassium)

인체의 세포 내에는 다른 미네랄에 비해 많은 양의 칼륨이 존재하며, 성인의 몸에는 약 250g이 있다.

① 칼륨은 나트륨과 같이 세포에서 체액을 조절하며, 효소의 작용에 필요한 성분이다.
② 산-알칼리의 균형을 이루며, 칼슘과 어울려 신경 전달의 자극과 근육의 수축 작용에 관여한다.
③ 신장 기능에 중요하며, 뇌의 산소 공급 작용을 돕는다.
④ 신경의 전달, 근육의 수축, 호르몬 분비를 비롯한 여러 가지 생리 작용에 이용된다.
⑤ 부족할 때의 증상은 오심, 구토, 나른함, 불안감, 근무력증, 경련, 빈맥 등이며, 심한 경우 심장마비를 일으킬 수도 있다.

9. 셀레늄(Selenium)

셀레늄은 체내의 모든 조직에 존재하면서도 특히 신장, 간, 비장, 췌장 및 고환에 많이 축적되어 있다.

① 가장 중요한 생리적 기능으로 항산화제의 작용과 항암 작용을 가진 미네랄로 알려져 있다.
② 글루타티온과산화효소(Glutathione peroxidase)의 구성 성분으로 세포를 유리기(활성산소)의 공격으로부터 보호한다.

③ 노인들에게 셀레늄과 비타민E를 투여하면 정신적 불안, 피로, 우울, 흥분, 운동성 등 모든 기능이 좋아진다고 하며, 수은, 비소, 구리 같은 독성 물질의 작용으로부터 보호한다.
④ 부족할 때에는 근육이 약해지며 편안하지 않다.
⑤ 장기 투여의 경우 500~750mcg/day 정도는 아무런 독성이 없다.
⑥ 과잉되었을 때에는 호흡이나 소변, 땀 등에서 마늘 냄새가 난다.

10. 규소(Silicon)

붕소, 칼슘, 마그네슘, 망간, 칼륨 등은 규소의 이용률을 높여준다.

11. 나트륨(Sodium)

체액을 조절하고, 산-알칼리의 균형을 이룰 뿐 아니라 수많은 과정에 참여한다. 신경을 자극시키는 물질로 근육의 수축, 위액의 생성 및 산소의 운반 작용에 필수적 성분이다.

반드시 필요한 성분이지만, 대부분 과량을 섭취하므로 체액을 저류시켜 혈압을 상승시키는 경우가 많다. 건강을 위해서는 나트륨의 섭취를 줄이고, 칼륨의 섭취를 증가시키는 것이 현명한 방법이다.

① 결핍되었을 때의 증상은 고혈압 환자가 이뇨제를 복용하면서 나트륨의 섭취량이 적을 때 나타나기 쉽다. 복부 경련, 식욕부진, 어지러움, 탈수, 우울, 졸음, 피로, 환각, 두통, 심계항진, 저혈압, 기억 감퇴, 근육의 연약, 오심, 구토, 체중 감소 등이다.
② 감자를 삶아 먹을 때 소금을 찍어 먹지 말고 그냥 먹으면 칼륨의 섭취율이 높아지고 나트륨의 질서를 잡기 쉽다.

앞서 나열된 미네랄 외에도 많은 미네랄과 비타민이 우리 몸에 필요하다. 이들은 각기 분리되어 활동하는 것이 아니라 유기적으로 연계하여 활동하며, 우리 몸을 보호하고 강건하게 하는 효소의 원료가 된다.

무슨 이유에서인지는 잘 모르겠지만, 정신의학계는 영양학적인 관점을 무시하는 경향이 있다. 그러나 칼슘 하나만 부족하거나 우리 몸에서 제거될 때에도 우리는 극심한 증상으로 사망하거나 질병에 노출될 수 있다는 단순한 진리를 참고할 필요가 있다.

특별히 마그네슘은 근육을 이완시키고 경련을 진정시키는 물질로 병원에서도 처방하는 약으로까지 사용된다. 칼슘과 마그네슘은 우리 몸과 정신계에 큰 역할을 감당하고 있으며, 그 밖의 미량 미네랄들과 비타민, 아미노산 등이 협동하여 우리 몸을 이루고 생명을 이어가고 있다. 이것이 영양학적인 관점에서 우리가 하루 세 끼 식사를 하는 이유 중의 하나이다.

현대인들은 편식과 인스턴트음식, 무리한 다이어트 등으로 몸의 영양 균형을 스스로 망치고 있다. 한 쪽으로 치우친 기호식품의 과다 섭취로 인해 우리 몸속의 미네랄들이 무차별 방출되는 사실을 알아야 한다. 우리 몸을 이루는 이런 물질들이 정신 질환과 전혀 연관성이 없다고 단정할 수는 없다.

미네랄을 잘 섭취하면 병에서 해방될 수 있느냐는 의문이 생길 것이다. 그에 대한 대답은 '아니오' 이다. 증상이 경미하고 상태가 양호한 그룹에서 이런 부분들이 문제되어 발현된 경우라면 효용이 있는 것으로 보이지만, 증상이 심한 경우에는 크게 기대하지 못하고 단지 보조적으로 도움이 되는 것 같다. 내가 권하는 통합치료의 한 갈래일 뿐, 전부는 아니라는 것을 꼭 알리고 싶다.

3
미네랄결핍증과 천연공급원

5대 영양소는 단백질, 탄수화물, 지방, 비타민, 미네랄이며, 여기에 물까지 포함하면 6대 영양소가 된다. 최근에는 식이섬유와 세포막에서 세포 간의 커뮤니케이션 역할을 하는 글리코뉴트리션(당탄수화물 영양소)도 주목을 받고 있다.

사실 비타민과 미네랄이 영양소로 인정을 받은 것도 수십 년에 지나지 않는다. 영국 해군들은 바다에 오랫동안 있어야 했는데, 장교들에 비해 병사들은 쉽게 괴혈병에 걸려 죽어가곤 했다. 원인을 조사한 결과, 비타민C가 부족하면 괴혈병에 걸리고 그로 인해 사망에 이른다는 사실을 알게 되었다. 비타민C는 몸에서 자체 생성되지 않기 때문에 정기적으로 공급해주어야 하는데, 그때까지만 해도 그것을 몰랐던 것이다.

이렇게 단 한 가지 비타민만 부족해도 우리를 죽음으로 몰아갈 수 있는데, 우리 몸의 지휘자와도 같은 미네랄이 다량 부족할 때 우리 몸에 아무런 이상이 안 생긴다면 오히려 이상할 것이다.

미네랄이나 기타 영양소의 불균형이 심한 환자에게 질병과 영양 상태는 별 개연성이 없다는 식의 말을 하는 것은 결과적으로 환자에게 큰 위험을 초래할 수 있다. 특히 전문가 그룹에 속하는 사람들의 말은 환자에게는 절대적인 위력을 발휘한다.

의사들이 만약 알면서도 말하지 않는 경우라면, 근거나 자료가 없어서라기보다 어떤 잘못된 방향으로 갈 위험성 때문에 거론하지 않는 것일 터이다. 그리고 미네랄과 기타 양양소가 충분한 사람에게도 정신 질환이 발병되기 때문에 이런 부분이 표준 지침으로 자리를 잡기는 모호한 점도 있다. 그러나 누군가에게는 이런 영양소의 부족이 원인이 될 수도 있다는 점에서 그냥 무시하고 넘어갈 일만은 아닌 것이다.

누구나 한 번쯤 해본 상상이겠지만, 귀차니즘이 몰려올 때면 '알약 하나로 모든 것이 해결되면 얼마나 좋을까?' 하는 생각을 해보게 된다.

그러나 인체는 그렇게 설계되어 있지 않다. 먹고 소화시키고 배설하는 일련의 과정이 우주의 어떤 엄정한 법칙같이 작용하고 있다. 이를 무시하는 것은 매우 위험하고 어리석은 일이며, 따라서 충분한 섬유소와 물, 적절한 탄수화물, 단백질, 미네랄, 비타민을 자연 그대로 섭취하는 것이 가장 좋은 방법이다.

그리고 혹시 미네랄 복합제를 구입하더라도 시중에 유통되는 화학적 요소가 많은 싸구려 종합영양제는 피하는 것이 좋다. 가급적 음식에서 섭취하고, 종합영양제를 먹는 경우라면 천연 재료인지 꼼꼼히 살펴보고 구입할 것을 권하고 싶다.

천연식품에서 얻을 수 있는 영양원

1. 칼슘(Ca)

결핍증 : 골연화증, 골다공증, 느린 유아 발육, 구루병, 충치, 신경 과민, 우울증, 심장 박동 이상, 근육 경련, 근육 수축, 불면, 긴장

천연공급원 : 밀크, 치즈, 생강, 상추, 푸른잎 야채, 참깨, 귀리, 완두콩, 해바라기 씨

2. 마그네슘(Mg)

결핍증 : 칼슘 결핍증 초래, 근육 경련, 동맥경화, 심장발작, 간질발작, 초조감, 극도의 우울증, 정신착란, 단백질 대사장애, 젊은 사람의 주름살

천연공급원 : 견과류, 콩, 양배추, 샐러리, 알파파, 무화과, 사과, 레몬, 복숭아, 아몬드, 완전곡류, 해바라기 씨, 현미, 참깨

3. 나트륨(Na)

결핍증 : 구토, 무력증, 열사병, 정신적 무감동, 호흡장애

천연공급원 : 해조류, 샐러리, 수박, 아스파라거스, 해수염

4. 칼륨(K)

결핍증 : 부종, 고혈압, 심장장애, 심장마비, 변비, 신경장애, 극심한 근무력증, 저혈당증

천연공급원 : 푸른잎 야채, 오렌지, 완전곡류, 해바라기 씨, 호두, 우유, 바나나, 감자

5. 인(P)

결핍증 : 뼈 형성 장애, 발육 불량, 신경 및 뇌 기능 장애, 남자의 성불능, 심신 쇠약

천연공급원 : 완전곡류, 씨앗류, 견과류, 콩류, 유제품, 계란 노른자, 생선, 옥수수

6. 요오드(I)

결핍증 : 크레틴병의 원인, 빈혈, 피로, 성욕 감퇴, 저혈압, 비만, 갑상선암, 콜레스테롤 축적 과다, 심장병

천연공급원 : 해조류, 홍차, 마늘, 순무잎, 파인애플, 아티초크, 밀 감류, 계란 노른자, 어패류, 간유

7. 리튬(Li)

결핍증 : 신경장애, 정신장애, 특히 편집성 정신분열증의 원인

천연공급원 : 해조류, 해수염, 천연의 리튬을 포함한 경수

이 밖에도 많은 것이 있으나 대표적인 것들만 수록하였다. 몸의 전체적인 건강 유지를 위해 신토불이 식품, 전통 식단이 좋다는 것을 강조하고 싶다.

4
다이어트와 그 밖의 위험한 습관들

언제부터인가 여성들뿐만 아니라 남성들도 다이어트에 빠져들게 되었다.

다이어트 자체는 좋은 일이지만, 잘못된 다이어트는 여러 가지 부작용을 낳는다. 혹시 우울증 환우와 조울증 환우 중 잘못된 다이어트를 여러 번 시도한 적이 없었는지 돌아볼 필요가 있다.

균형 잡히지 않은 다이어트는 몸에 역효과만 안겨준다. 무작정 식사를 거른다든지 과일 한 개, 초콜릿 한 조각으로 끼니를 때우는 등의 행동은 아주 위험하며, 결과적으로는 체중 조절에도 실패하게 된다. 특히 잠재적으로 우울증이나 조증을 유발할 수 있는 사람에게는 더욱 위험하다.

잘못된 다이어트의 유해성

나도 체중을 줄이기 위해 잘못된 다이어트를 한 적이 여러 번 있었다. 다이어트라고까지는 할 수 없어도 식사 문제를 소홀히 여기고 생활한 적도 많았다. 조울증이 그것 때문에 발병했다고 말하기는 어렵지만, 많은 영향을 주었을 것이라는 생각이 든다.

다이어트 수단으로 탄수화물 공급을 줄이는 것은 크게 문제가 되지 않고 바람직하기까지 하다. 그러나 아침은 거르고 점심은 간단한 빵으로 대신하고 저녁만 먹는다든지, 약간의 과일이나 초콜릿으로 끼니를 대신하는 행동은 몸에 치명적인 영양 불균형을 초래하기 쉽다. 그런 생활이 여러 달 지속되면 쇠약해짐은 물론 편집증에 잘 빠지는 결과를 초래하기 쉽다.

중독이라는 것도 우리 몸의 항상성을 잃어버린 결과로서 어느 한 가지에 몰두할 때만 행복해지는 균형 감각의 상실이다. 게임 중독에 빠져 있는 아이들 중에는 편식을 하거나 식사를 제대로 하지 않는 아이들이 많다.

앞 장에서 미네랄과 기타 영양소의 중요성을 언급했지만, 이 모든 것들이 정상적인 식사 활동을 통해 우리 몸에 흡수되고 저장된다. 그런데 식사를 거르는 등의 잘못된 다이어트로 몸의 균형을 잃는다면 정신 질환의 발병과 재발 소지가 높아진다.

좋은 다이어트는 몸을 더 건강하고 활력 있게 해준다. 이를 위해서는 충분히 검증된 다이어트 매뉴얼을 따르는 것이 좋다. 균형 잡힌 영양소 섭취와 규칙적인 운동, 그리고 생활 습관을 바꿈으로써 가벼운 우울증 정도는 날려버릴 수도 있다. 지나친 비만과 과체중은 성인병의 원인이 되고 정신 건강에도 좋을 것이 없기 때문이다.

편중된 섭취를 지양하고, 우리 몸이 가장 필요로 하는 것들을 자연 그대로 섭취하는 것이 최상이라고 할 수 있다.

고시원이나 원룸 생활의 위험성

고시원이나 원룸 자체가 문제되는 것은 아니다. 그러나 이런 환경은 우리 어머니들이 차려주시는 건강하고 행복한 밥상과는 거리가 먼 경우가 허다하다.

혼자 지내다 보면 여러 가지 이유로 아침은 거르고 점심은 대충 때우고 저녁은 라면 같은 것으로 지나치기 쉬운 환경이 조성된다. 이런 곳에 살수록 밥집을 정해놓고라도 세 끼 식사를 꼭 하라고 권하고 싶다.

나도 뒤늦게 대학에 가겠다고 수능 공부를 위해 고시원 같은 환경에서 1년을 지낸 적이 있다. 그때 여러 가지 이유로 매일 탄수화물 위주의 식사만 했다. 게다가 자판기 커피는 입에 달고 살다시피 하는 기호식품이자 졸음을 쫓아주는 행복한 음료였다.

그렇게 지낸 1년이 정신 건강에 도움이 되었을 리는 만무하고, 지난 8년간 아무런 문제도 없이 지냈는데 재발을 일으키는 촉매 역할을 했다. 결국 나는 수능 시험도 제대로 보지 못하고 그해 11월에 재발의 악몽을 다시 경험해야 했다.

나는 환우들에게 밤을 새우지 말고, 식사를 엉망으로 하지 말고, 설탕이 많이 들어간 커피나 청량음료를 애용하지 말라고 당부하고 싶다. 미국에서는 이미 몇 년 전부터 학교에서의 청량음료 판매가 그 유해성 때문에 법으로 금지되었다.

지나친 몰입을 경계하라

건강한 몰입을 제외한 게임이나 술, 기타 어느 것에든지 자신이 지나치게 빠져 있다면 편집증 또는 중독을 의심해보아야 한다.

그리고 무엇보다 먼저 해야 할 일은 술을 마시더라도 시간에 맞추어 제대로 된 식사를 꼭 하는 것이다. 그러면 중독성을 많이 경감하거나 벗어날 수 있기 때문이다.

중독은 지나친 몰입을 저지시키는 다른 호르몬의 기능이 부족하거나 상대적으로 특정 호르몬이 강하게 활동하여 일어난다. 수면 시간을 지키고, 운동을 적당히 해주고, 밥만 제대로 먹어도 잘 방어할 수 있다.

중독은 조증을 유발하기 좋은 토양을 만든다.

한약의 조심성

하루는 장모께서 주신 6년근 인삼액을 2리터 정도 마신 후 갑작스럽게 조증이 재발한 적이 있다. 처음에는 그 이유를 몰랐지만, 나처럼 신경이 예민하고 조울증 기질이 있는 사람에게는 인삼이 경우에 따라 해가 될 수도 있다는 사실을 알게 되었다.

인삼 자체는 소음인에게 잘 맞는 보약으로 알려져 있으며, 실제로 자양강장제 역할을 한다. 인삼은 몸의 원기를 보호하고 기운을 되살리기 때문에 명약 중의 명약으로 인정을 받아온 약재이다. 《동의보감》에는 약간의 인삼을 먹으면 오히려 신경을 안정시킨다고도 나와 있다.

그러나 신경계가 불안정한 조울증 환자는 소음인일지라도 인삼이 교감신경계를 자극하여 몸이 활성화를 지나 흥분하게 된다. 따라서 우울감이 사라지고 힘이 왕성해지지만 동시에 조증 상태로 진입하는 길이 열리는 것이다.

홍삼은 무관하다고 많이들 말하는데, 여전히 인삼의 효능을 가지고 있어서 먹지 않는 것이 좋다. 양기를 올려주는 녹용도 마찬가지이다. 이렇듯 명약도 경우에 따라서는 체질과 상관없이 해가 될 수 있다.

물론 신경계가 안정되어 있는 태음인, 소음인에게는 인삼이나 양기를 올리는 약제가 정신을 안정시켜주는 데에 더없이 효과적인 약제일 것이다. 이것은 나의 사견이 아니라 외국에서도 근거 자료를 충분히 찾아볼 수 있고, 한의학을 전공한 이들도 동의할 수밖에 없는 원리이다.

한의학의 우수성을 알지만, 세심한 케어가 없을 때에는 문제가 더 커질 수 있음을 알기 때문에 필자는 정신 질환 소지가 있는 사람에게는 추천을 조심하고 꺼리는 것이다. 비타민이나 미네랄은 약이 아니라 음식과 식품으로 분류되기 때문에 보조적인 수단에서 참고하라고 앞 장에 기술하였다.

5
치료 향상을 위한 발상의 전환

정신 질환을 앓게 되면 처음에는 당황하고, 다음에는 거부하고, 다음에는 좌절하고, 다음에는 좌절감과 함께 병에 대한 수용적인 태도가 일어난다. 유럽이나 북미처럼 처음부터 자연스럽게 하나의 질환으로 받아들이기에는 우리나라 문화와 사회적 인식이 아직 녹록하지 않다.

질병에 대한 편견

경제적 발전에도 불구하고 우리나라만큼 정신 질환에 과민하게 거부감을 갖고 있는 나라도 드문 것 같다. 북미나 유럽에서는 우리나라처럼 그렇게 편견이 심하지 않은 것으로 알려져 있다.

환자당 정신과 의사 수만 하더라도 인구 10만 명당* 미주 지역이 2.00명, 유럽 지역이 9.80명인데 동남아시아 지역은 0.20명으로 현격한 차이가 난다. 대륙별로 나눈 수치이니까 우리나라는 0.20명보다는 분명히 높겠지만, 아직도 주요 선진국들과는 차이가 크게 나고 있다. 단순히 의사의 수나 정부의 지원뿐 아니라 사회적인 인식의 갭이 아주 큰 것을 여러 지표를 통해 알 수 있다.

---
* WHO(b)2005, mental health atlas.

사실 우울증이나 조울증보다 위험하고 고치기 힘든 질환이 얼마든지 많다. 발병 후 재발률이 높은 암은 환자 수가 급격히 늘고 있어서 요즘은 암보험 가입이 점점 어려워지고, 연령대도 점점 낮아지고 있다. 평생 약을 먹으면서 식사 조절을 해야 하는 당뇨병을 비롯하여 고혈압, 심혈관계 질환 등도 범람하고 있다.

우울증과 조울증도 이렇게 늘어나고 있는 현대인의 다른 질환들과 같은 연장선상에서 관찰할 필요가 있다. 우리가 알고 있는 퇴행성 질환들도 실은 나이가 많아서라기보다 그러한 질병에 취약하여 걸린다고 보는 것이 더 정확한 판단일 것이다. 과잉행동장애나 우울증, 조울증도 더 많이 발생하고 있는 것으로 보아 현대인의 생활 전반에 걸친 재평가가 이루어져야 한다.

새로운 패러다임

30여 년 전, 미국은 의학의 발달에도 불구하고 늘어나는 질병들에 대해 새로운 시각으로 조사를 벌인 일이 있다. 1975년부터 1977년까지 2년에 걸쳐 방대한 규모로 미국인의 식생활과 영양 상태를 조사했다. 미국 상원 영양문제특별위원회는 5천 페이지에 달하는 보고서를 발표했는데, 이것은 하나의 문명사적 자료로 평가되고 있다. 우리나라에는 '잘못된 식생활이 성인병을 만든다'라는 제목으로 1988년 초판이 발행된 이후 지금까지 건강에 관심이 많은 사람들에게 널리 읽혀오고 있다.

영양문제특별위원회의 보고 가운데 '정신과 영양'이라는 제목의 글에는 비타민, 미네랄 등 영양 물질의 투여만으로 정신분열증을 고치는 혁명적인 방법에 관한 증언도 있다. 앞 장에서 언급했듯이 효소의 주재료가 되는 미네랄, 비타민, 단백질 등에 대한 영양학적 고찰도 있었지만, 이 밖에도 인간의 생로병사에 대한 더 많은 이해와 공부가 필요하다.

큰 질병에 걸린 뒤에야 이곳저곳 병원을 찾아다니고 용하다는 민간의학을 시도하면 이미 때가 늦은 경우가 많다. 내가 아는 어느 할아버지는 평생 동안 공무원 생활을 하여 모은 수억 원을 위암 수술과 치료에 다 쓰고, 지금은 집도 없이 경비 생활로 삶을 영위하고 있었다.

우울증과 조울증의 발병은 어쩌면 몸이 우리에게 더 큰 질환에 대비하라는 경고를 보내오는 신호일 수도 있겠다는 생각을 해본 적이 있다. 우리가 작은 질환을 경각심을 갖지 않고 방치하면 몸은 더 나빠질 가능성이 커지게 된다. 우리 인체가 우주 속에서 만들어져 수십만 년 동안 발달해왔으므로 인체에는 우주적인 신비가 고스란히 담겨 있다.

이번 기회에 우리의 몸을 사랑하고 다시 세우는 훈련과 노력을 기울여보자. 우울증이나 조울증 외에도 크고 작은 질환들이 있다면 그것들도 함께 개선시키는 분기점으로 삼아보면 어떨까? 국소적인 질병 치료에도 신경을 쓰면서 육체적·정신적·영적 건강을 회복하는 전체적인 기회로 삼았으면 좋겠다. 그 길이 힘들고 어려울지라도 포기하지 말고 믿음과 소신을 가지고 나아갈 것을 당부드리고 싶다.

의학계에도 창의성과 지혜로운 통찰력이 필요하다

창의성이란 전혀 다른 것들에서 서로의 연결성을 찾고 융합시켜 새로운 것을 만들어내는 것이다. 예를 들어 인쇄술과 컴퓨터의 트랜

지스터 기술은 전혀 연관성이 없는 것 같지만, 결국 컴퓨터와 프린터라는 것으로 만나서 개인 자가 인쇄와 출판이 가능해지게 만들었다.

어려서부터 약은 약사에게, 병은 의사에게 맡기면 고쳐진다는 고정관념이 우리의 머릿속에 뿌리 깊이 박혀 있다. 이 믿음이 흔들릴 때 우리는 막연한 불신감과 거부감을 갖고 살아가게 된다.

우울증이라는 한 질병에 대해 햇빛, 세로토닌, 콩, 육류, 트립토판, 조깅, 취미 활동, 종교 생활 등이 어떻게 연관성이 있으며, 어느 것을 우선적으로 환자에게 적용시켜야 할지는 아직도 더 많은 연구가 필요하다.

6
우울증 대처법

우울증은 모든 정신 질환에 감초같이 따라다니는 질병이자 그것 자체만으로도 강력한 기능장애를 유발한다. 조울증 환자는 반드시 우울 삽화(Depressive Episode)를 가지고 있으며, 실제로 조울증보다 우울증으로 더 힘겨워하는 경우가 많다.

그러나 이 장에서는 우울증 대처법에 대해서만 주로 언급하려고 한다. 그중에서 비수면적 우울증(단극성우울증)과 다수면적 우울증을 중점적으로 다루겠다.

비수면적 우울증

잠을 잘 자지 못하여 우울증에 걸리는 사람이 있는가 하면, 필요 이상으로 수면 욕구를 많이 느끼면서 우울증을 앓는 사람도 있다. 불면에 시달리면서 우울증 증세가 있는 사람들은 아무래도 교감신경계가 흥분한 상태에 있는 것을 알 수 있다.

몸은 흥분과 각성을 보이고, 멜라토닌처럼 수면을 관장하는 호르몬이 적절히 분비가 안 되는 상황이 연출된다. 그리고 세로토닌 같은 신경 안정 호르몬이 제대로 활동하지 못하는 것으로 볼 수 있다. 이런 우울증을 앓고 있는 환우는 신경이 날카로워져 공포, 불안, 초조,

긴장 증상을 보이며, 공황장애나 공포장애, 신체형장애를 동반하기도 한다.

우울증 환자의 약 5분의 4가 수면장애를 호소하는 것으로 알려져 있으며, 아침까지 충분히 잠을 못 이루고 일찍 깨거나 밤사이 자주 깨는 증상을 보인다. 많은 환자가 식욕 감소와 체중 저하를 보이며, 불안 증상도 대부분의 환자에게 포함되어 있는 흔한 증상이다. 집중력 저하 같은 인지 기능 저하 증상도 상당수에서 나타날 수 있다.

여타의 우울증으로는 다음과 같은 것들이 있다.

1. 혼합형 불안우울장애

초조, 강박, 불안 증상을 보이는 동시에 우울 증상을 가지는 경우 '혼합형 불안우울장애'라고 한다.

2. 신체형장애 우울증

우울 증상의 일부로 신체 증상을 나타내 보이는 경우이다. 흔히 체중 감소, 식욕부진, 가슴 답답함, 변비, 동계, 두통, 전신 쇠약, 대인공포, 공황장애, 극도의 피로 등을 보이며, 일상생활에 정신적으로 큰 고통을 준다.

이런 경우 우울증으로 생각하기보다 내과 질병으로 여겨 내과적인 검사를 먼저 하게 되는 경우가 흔하고, 정상 소견을 보이면 내과적인 질병이 없다는 설명을 듣게 되나 환자는 답답해한다. 이것은 신체형장애라는 정신과적인 질병이다.

우울 증상이 없을 때에는 신체형장애로, 우울 증상을 동반할 경우에는 신체 증상을 가진 주요 우울증으로 진단하게 된다.

다수면적 우울증

나의 경우에는 잠이 많이 오면서 우울증으로 빠져들곤 했다. 처음 우울증이 왔을 때에도, 나중에 조울증 발병 이후에도 증상은 비슷하게 나타났다. 우울증이 오면 무기력해지고, 계속 자고 싶고, 좋아하는 모든 것들에 흥미를 잃고, 심하면 불안감(자신감 위축에 기반을 둔)이 엄습해왔다.

이런 다수면적 우울증은 부교감신경계가 항진되는 특성을 나타내며, 세로토닌의 활동성도 떨어진다. 또한 도파민 같은 각성과 운동을 관장하는 호르몬이 줄어든다.

외부 환경이 문제가 되어 일어나는 것이 아니라 내인성(內在性) 생화학적 몸속의 변화로 일어나는 우울증은 환우가 미리미리 상태를 점검하고 예방하는 것이 최선이다.

우울증 대처 방법

먼저 불면증을 동반한 우울증은 교감신경계가 흥분된 경우이다. 따라서 심리적으로 안정을 취하고, 과로하거나 너무 신경을 쓰는 환경에서 벗어나는 것이 좋다.

그리고 멜라토닌과 세로토닌의 감소를 의심해보아야 한다. 의사와의 상담을 통한 약물치료와 병행하여 적당한 운동과 수면에 좋은 음식을 먹도록 한다. 물론 세로토닌과 멜라토닌 같은 성분이 많이 함유된 과일이나 야채가 좋다.

따뜻한 음식물을 섭취하면 부교감신경계가 활성화되면서 몸이 이완되고 편안해진다. 각성을 유발하는 담배나 커피, 녹차 등은 피하고 부교감신경의 활동량을 높여야 한다. 세로토닌같이 몸을 안정시키면서도 우울을 방지하는 호르몬에 이상이 있을 가능성이 크므로 규칙적인 운동과 함께 심리적인 안정을 취하면서 전문의의 도움을 받아 치료하도록 한다.

특별히 균형 있게 세 끼를 잘 먹는 것이 중요하다고 강조하겠다. 앞 장에서도 언급했지만, 균형 잡힌 세 끼 식사는 가장 안전하고 확실한 치료 방법이 될 수 있다. 과일과 야채를 많이 먹고, 오메가-3, 마그네슘, 아연, 질 좋은 단백질을 꼭 섭취하도록 권하며, 나트륨과 탄수화물 의존적 식사는 피하는 것이 교감신경계를 안정시키는 데에 중요하다고 말하고 싶다.

처음 우울증을 접하면 병인지도 모르고 지내면서 병을 키우는 경우가 많다. 경험이 없기 때문에 자신의 우울증이 외부의 어떤 원인에 의해 초래되었을 것이라고 막연히 생각하기 쉽다. 나도 처음에는 그랬다. 그러다가 호전과 재발이 반복하면서 나의 의지나 주변 상황에 관계없이 우울증이 주기적으로 찾아오는 것을 알게 되었다. 물론 주변 환경이 나쁘면 우울증에 더 잘 빠지기 쉬운 것이 사실이다.

우울증에 대해 건강한 사람이라고 할지라도, 늘 경계하고 주의하면서 가족들을 잘 관찰해볼 필요가 있다. 가족들 중 잠이 지나치게 늘면서 의욕을 상실하고 평균치 이상으로 우울해하는 양상을 보이는 사람이 있으면 우울증이 아닌지 체크해보아야 한다. 초기에 빨리 치료하는 것이 장기화시키는 것보다 나을 것은 말할 나위도 없다.

또 재발을 많이 경험한 환우들은 매뉴얼을 작성하여 방에 걸어두고 매일 체크할 필요가 있다.

다수면적 우울증 체크리스트

① 평균보다 의욕이 상실되었는가?
② 일하는 것이 평소보다 심리적으로 힘겨운가?
③ 밥맛이 없어지면서 체중이 줄고 있는가?
④ 충분히 잤는데 더 자고 싶은가?
⑤ 아침에 일어나서 직장(학교)에 가는 것이 부담되는가?
⑥ 부정적인 생각이 들면서 대인관계에 부담이 커지고 있는가?
⑦ 무기력하고 아무것도 하기 싫어지는가?
⑧ 피해망상적인 기분이 자주 드는가?
⑨ 계속 자고 싶고 아침에 일어나는 것이 부담되는가?
⑩ 허무감이 밀려오는가?

위와 같은 증상이 나타날 때에는 우울증이 시작되었다고 할 수 있다. 잠에 대한 욕구가 높아지며, 높아지다 못해 빠져들려고 하는 증상이 나타나는 것은 우울증이 진행되는 단계이다.

단극성우울증 환자들에게는 세로토닌 재흡수 억제제(억제를 통해 더 분비되게 하는 약물) 계열의 약물을 투여하여 증상을 호전시키게 된다. 그러나 양극성우울증(조울증) 환자들은 각성 호르몬 물질을 내려주는 약물을 투여받다가 우울증 시기에는 그 약을 줄여주는 정도로만 처방을 하는 경우가 많은 것 같다. 왜냐하면 우울증 약을 먹어서 조증이 재발할 위험성이 크기 때문이다.

가끔은 우울증 환자였는데 우울증 약을 먹고 기분이 들떠 조울증이 되었다고 의사에게 분노감을 가지는 환자들도 보게 된다. 그러나 나의 경우 처음에 우울증이 있다가 우울증 약을 먹지 않는데도 조울증이 발병했다. 그래서 그런 환자는 이미 조울증 발병 인자를 가지고 있었을 것으로 여겨지며, 그것이 우울증 약과 함께 좀 더 빨리 발병을 일으킨 것이 아닌가 생각해보게 된다.

우울증 대처법은 완치라기보다 재발 가능성의 확률과 증상을 줄이자는 의미로 받아들여야 할 것 같다.

우선 질병이 없거나 증상이 아주 경미했던 분들의 경우에는 식사라든가 운동, 취미, 규칙적인 생활, 수면 시간 잘 지키기 등 일상적이고 상식적인 건강법이 중요하다.

이미 만성적인 우울증을 겪고 계신 분들은 자신의 삶의 여러 면에서 잘못된 부분은 없는지 둘러보고, 최적의 생활 습관과 환경으로 바꾸도록 해야 한다. 이때 위의 체크리스트와 함께 자신만의 리스트를 작성하고 우울증이 심해지는 상황을 체크하여 의사에게 알리고 본인도 노력하는 지혜가 필요하다.

그리고 이미 우울증 상태에 있는 경우에는 심리치료와 마인드컨트롤이 다른 치료들과 아울러 아주 중요하다. 필자의 경우 우울증이 시작되면 즉시 가족에게 알린 뒤, 부정적인 생각으로부터 마음과 몸을 다스리기 위해 우울증에 대한 재인식을 시작한다.

'감정에 속지 말자. 원래 내 모습이 아니야. 호르몬의 교란으로 우울증이 생겨 내 생각을 힘들게 만들고 있는 거야. 이겨내고 극복해야 해. 일정 시간이 지나면 다시 활력을 찾게 될 거야. 예전에도 그러했으니까.'

그러면서 부교감신경계를 낮추고 교감신경계를 활성화하기 위해 노력한다. 더 자주 밖으로 나가서 햇빛을 더 많이 보고, 더 재미있는 일을 찾아서 하고, 더 규칙적인 생활을 하려고 한다.

아침에 일어나기 싫은 기분을 해소하기 위해 아주 적은 양의 설탕을 넣은 커피를 마신다. 그러면 카페인 덕분인지 일시적으로 기분이 좀 나아진다. 커피 속의 각성을 유도하는 물질들이 교감신경계에 자극을 주는 것이다. 그러나 저녁에는 커피를 마시지 않는다. 아침에 한 잔, 점심에 한 잔 정도로만 하고 오후에는 삼가는 편이다. 커피의 각성 효과로 잠을 늦게 자서 기상 시간이 지연될 수 있기 때문이다.

그렇다고 억지로 잠을 쫓는 행동은 몸에 좋지 않다고 본다. 서서히 끌어올려야 한다. 내가 아는 어떤 환우는 우울증이 심하여 커피를 10잔 이상씩 먹고 있다는 소식을 들었는데, 그래서인지 상태가 별로 좋아 보이지는 않았다.

약물뿐 아니라 적당한 운동이 꼭 필요하다. 하다못해 껌을 20분 정도 씹어도 세로토닌을 증가시켜 우울감을 감소시킨다는 보고가 있다. 세로토닌이 분비되는 뇌의 뇌간을 자극하기 때문이다.

우울증은 괴이하거나 난폭한 행동으로 나타나지 않기 때문에 환자가 입원하는 일은 드물다. 그러나 집에 있는 것이 부담스러운 환자들은 스스로 입원을 원하는 경우도 있다. 주야간 입원만 있는 것이 아니라 낮 병원도 있으니까 정보를 잘 취합하여 환우의 환경에 맞게 치료를 시작하는 것이 좋다.

사실 우울증은 누구나 일생에 한두 번은 걸리기 쉬운 질병이다. 단지 증상의 심한 정도와 재발이 문제되는 것이다.

그리고 우울증이라고 해서 누구나 조용하고 위축된 상태로 있는 것만은 아니다. 조증이 모든 잘못을 남의 탓으로 돌리거나 자기가 저지른 일이라고 인정하면서 당당한 태도를 보이는 반면, 우울증은 그런 공격성이 안으로 향해져 있어 자신을 공격하고 학대하는 마음이 생겨난다. 자신을 그렇게 만든 사람이 있다고 생각될 때에는 심한 분노감을 가지게도 된다. 그리고 그것을 잘 해소하지 못하고 치료하지 못하면, 분노의 표출 수단으로 자살을 통한 복수 같은 것을 할 가능성도 상당히 높다.

그럼에도 불구하고 양극성우울증보다 단극성우울증의 상태를 더 양호한 것으로 보는 견해도 많다. 한 쪽만 다스리면 되기 때문이다.

그러나 만성적으로 우울증을 앓아온 분들은 오히려 조울증 환자를 부러워하는 경우를 여러 번 보았다. 그들도 조증에서의 쾌감과 자신감 같은 기분을 한 번이라도 느껴보고 싶은 것이다. 한 만성 우울증 환우는 내게 "그래도 조울증 환우들은 애인이 있거나 결혼을 하신 분들이 많아서 부럽습니다"라고 말했다.

그러니 어쩌면 단극성우울증을 가지고 살아가는 환우들이 조울증 환우들보다 심리적으로 더 힘든 인생을 싸워가고 있는지도 모른다.

지지자들

환우와 함께 사는 사람은 적어도 지지자의 역할을 해주어야 한다. '긴 병에 효자 없다' 라는 말이 있기는 하지만, 무조건 체념하지 말고 합리적이고 상식적인 범위 내에서 적극적으로 치료를 도와야 한다. 그것이 환우와 가족 모두 행복해질 수 있는 길이기 때문이다.

가장 나쁜 자세는 회복이 불가능하다고 미리 판단해버리는 것이다. 우울증은 불치병이 아니라 회복되고 개선될 수 있는 질환이며, 완치에 도달할 수도 있는 일반적인 질환이다.

가족의 위로와 격려가 환우에게는 보약이 되고 용기가 된다. 또 만성적인 환우에게는 스트레스를 받지 않으면서도 사회에 적응하여 살 수 있도록 여러 정보를 취합해서 당사자에게 제공해주어야 한다.

마지막으로, 국가에 바라는 것을 밝히겠다. 논스톱 연결 서비스로 지역사회 복지 자원과 연계시켜 사회 복귀, 삶의 질 향상, 취업을 지원하는 시스템을 강화해주기를 희망한다.

7
조울증 대처법

조울증을 한 번 겪고 마는 사람들은 조울증에 대해 크게 걱정하거나 염려하지 않는다.

그러나 재발을 경험한 사람들은 걱정과 두려움을 가질 수밖에 없다. 그래서 이 책에서는 재발이 잘 되는 환우들에게 초점을 맞추어 쓰려고 한다.

조울증은 조증과 우울증 삽화를 모두 가지고 있다. 그러므로 우울증에 대한 지식과 조증에 대한 지식을 모두 알아야 하고, 양극을 잘 조절해야 하는 두 가지 부담을 갖는다.

조울증에는 조증이 심하게 나타나는 양극성장애 1형과 조증이 경조증 정도로 약하게 나타나는 양극성장애 2형이 있다. 그러나 이것도 영구적이거나 확정적인 것이라고는 말하기 어렵다. 상황에 따라, 몸의 변화에 따라 변할 수 있기 때문이다.

1형이든 2형이든 양극성장애 환우들이 가장 두려워하고 경계하는 것은 심한 조증 상태이다. 우울증이 힘들지 않아서가 아니다. 우울증은 자기 혼자만 참아내면 큰 문제 없이 지나가는데, 조증이 심하면 과대망상이 생겨 터무니없는 사고를 저지르고 창피한 일도 서슴없이 하여 후유증이 상당하기 때문이다.

우울증 시기에는 어느 정도 자기 통제가 가능하다. 그래서 환우들은 약간 우울해지거나 피곤을 잘 느끼는 것에 대해 오히려 안심하는 경향마저 있다.

주요 대처 대상은 조증이다(황색주의보 발령)

기분이 상승하는 것, 피곤한 줄 모르고 일에 몰두하게 되는 것, 자신감이 급상승하는 것, 너무 활동적이 되는 것, 공격적인 성향이 되는 것, 수면 시간이 6시간 이하로 줄어드는 것, 형이상학적인 것에 갑자기 관심이 상승하는 것과 같은 이런 일련의 상태들은 경조증이 왔거나 진행되려고 하는 분기점에 이르렀다는 신호라고 볼 수 있다.

이때 가라앉아 있던 기분을 보상이라도 해주듯 상쾌한 기분이 노크를 한다. 그러나 이때가 '황색주의보'를 발령해야 하는 위험한 시기이다. 의사와 상담하여 약을 강화시켜야 하며, 부교감신경계가 활성화되도록 노력하는 반면 교감신경계는 자극하지 말고 안정시켜야 한다.

이런 노력에도 불구하고 수면 시간이 점점 줄어들면서 망상이 생겨나면 '적색경보'를 발령해야 한다. 약 한두 달 동안은 집중적으로 약을 먹게 하여 활화산처럼 분출하려고 하는 카테콜아민 계열(도파민, 노르에피네프린, 에피네프린)을 억제시켜야 한다.

이때 관리가 잘 이루어지지 않으면 입원을 해야 하는 상황이 된다. 그러나 장기 입원은 별 의미도 없고 실제로 큰 도움도 되지 않는다. 환자가 재발을 인식하고 보호자의 지시를 잘 따르겠다는 결심을 내보이면 입원하지 않고도 약물로 효과를 얻을 수 있다.

이때 본인이 병을 인식하는 것이 쉽지 않으므로 가족들이 협동하여 환우에게 인식을 시켜주는 작업이 필요하다. 조증이 시작되었다고 해서 기억력이나 사고력이 모두 기능을 상실한 것은 아니다. 그러므로 환자에게서 지시에 잘 따르겠다는 약속을 받아내고, 이를 어길 때에는 입원시킬 수밖에 없다는 것을 경고하여 인식시켜야 한다.

그러나 이런 '적색경보' 시기는 환우가 통제력을 많이 상실한 상태이기 때문에 그전 단계에서의 조치가 더욱 효과적이며 수월하다고 하겠다. 그러므로 환자 자신과 가족들은 황색주의보가 들어왔을 때를 놓치지 말고 치료에 적극성을 보여야 할 것이다.

'황색주의보'가 발령되기 전에 잘 관리하자

조울증을 더 이상 호전이 불가능한 질병으로 생각할 때부터 병의 호전은 기대하기 어렵게 된다. 이렇게 절망적인 생각에 사로잡히면 오로지 약에만 의존하게 되고, 상태가 심하면 빨리 병원에 입원시키는 것이 전부로 착각하게 된다.

당연히 이런 일이 일어나서는 안 된다. 노력도 하지 않고 체념하기에는 치료와 호전의 가능성이 너무나 크기 때문이다.

앞에서 음식과 영양소, 생활 습관에 대해 언급했지만, 이렇게 환자에게 도움이 될 수 있는 것들은 상식적이고 과학적인 틀 내에서 몸 상태가 비교적 안정기일 때에 실천하는 것이 좋다. 재발된 시점에서 하는 것은 한 발 늦은 것이다.

환우는 가족들에게 너무 의지하려 들지 말고 질병 치유에 스스로 앞장서려는 의지를 보여야 한다. 가족들은 환우로 인해 받는 스트레스와 피해를 최소화하기 위한 노력을 종합적으로 기울일 필요가 있다.

평이한 시기에 조울증 환우가 가장 주의하고 경계해야 하는 것이 조증에 대한 대비이다. 재발 주기가 다가오기 6개월 전부터는 특별히 더욱 신경을 쓰도록 해야 한다. 수면 시간과 기분의 변화를 상시적으로 체크하여, 기분이 고양되고 상승되는 기미를 감지하면 약물 조절과 함께 일을 줄이고 안정을 취하여 부교감신경을 활성화해야 한다.

스트레스와 일에 대한 열정적인 몰입은 둘 다 교감신경계를 자극할 소지가 강하기 때문에 일부러라도 좀 느슨해질 필요가 있다. 압박도 교감신경계를 자극하는 스트레스이지만, 쾌감도 장기화되면 몸에서는 스트레스로 인지하기 때문이다.

카페인이 많이 든 음식과 기호식품은 철저하게 제한하고, 몸속 미네랄을 방출시키고 교란시키는 설탕류가 많이 함유된 음료수도 피해야 한다.

여성들의 경우에는 초콜릿 같은 것도 커피나 담배 같은 기능을 하기 때문에 자제하도록 한다. 그러나 그런 것이 우울감(과수면적 우울증 환자에 한함. 단극성우울증 환자는 수면에 지장을 주고 심박 수를 더 많게 할 수 있음)이 심할 때 적당히 먹어주면 일시적으로 감소시킬 수는 있다.

계절적인 영향을 무시할 수 없다

어느 자료에 의하면, 차가운 것은 교감신경계를 자극한다고 한다. 그래서인지 나의 경우 여름에는 주로 우울증이, 가을이나 봄에는 조증이 시작될 때가 많았다. 나뿐만 아니라 다른 양극성장애 환우들도 대부분 그랬다.

따라서 추운 계절이 오면 옷을 두껍게 입고, 따뜻한 물을 자주 마셔 몸을 이완시켜줄 필요가 있다. 여름에는 나른하고 무기력해지면서 우울증도 가속도가 붙을 수 있기 때문에 몸이 살짝 긴장할 수 있게 운동 후 찬물로 샤워를 해주는 것이 좋다. 또 오전에 설탕이 적게 함유된 커피나 녹차를 한두 잔 마시는 것이 우울감을 쫓는 데에 도움이 될 수 있다.

그러나 단극성우울증 환자에게는 이런 패턴이 정반대로 적용될 수 있다. 왜냐하면 단극성우울증 환자 즉 전형적인 우울증 환자는 수면시간이 줄면서 세로토닌 분비가 안 되어 우울증이 시작되기 때문에 여름보다는 봄, 가을, 겨울에 더 잘 우울해질 여건이 조성되기 때문이다.

조증 시기가 지나고 대체로 우울 모드가 시작된다

조증 시기는 그 증상들이 약으로 잡히든 스스로 잡히든 시간의 경과와 함께 반드시 잡히게 된다. 그런데 이후에는 정상적인 기분으로 돌아오기도 하지만, 대부분의 경우 과수면적 우울증이 시작된다. 그것도 심한 우울증이다.

조증 시기의 망상이 모두 사라진 다음이 바로 우울증으로 미끄러져 내려가는 시기이다. 산으로 힘차게 올라가던 사람이 사고를 당해 산 아래로 미끄러져 내려가는 형국이다.

이때에는 또 다른 대처법이 필요하다. 스스로 용기를 내고 스스로 위로해야 한다. 스스로 우울증이 자신을 속이고 있다는 것을 재인식하여 그 감정의 노예가 되지 않게 마인드컨트롤을 하고, 의사와 상담하여 도파민 억제 약물들을 줄여야 한다.

가족들은 이때 조증 시기에 힘들었던 이야기로 환우를 더 힘들게 하지 말아야 한다. 환우가 용기를 갖도록 지지자 역할을 해주는 것이 절대적으로 필요하고, 그것이 환우가 심리적 안정감을 찾는 데에 큰 도움이 된다.

나는 어디에 내놓아도 잘 살아남을 법한 사람이지만, 극조증이 지나고 깊은 우울증으로 접어들 때면 세상에 대한 두려움으로 많이 힘들었다. 나는 왜 이런 병으로 힘들어해야 하나? 언제까지 이 병으로 고통을 받아야 하나? 이 병 때문에 나는 실패하고 말 거야, 어떻게 살아가지? 아내와 내 자식들은 어떻게 부양하지? 내가 과연 잘 해낼 수 있을까?

우울증 자체도 괴로운데, 경제적·사회적 부담을 안고 있기에 고통스럽다 못해 불안과 초조가 엄습해온다. 그리고 판단력에도 문제가 생겨 본래의 자기 기능을 발휘할 수 없게 되는 경우가 대부분이다. 원래 능력의 50% 이상을 잃어버리고, 경우에 따라서는 능력을 20~30%도 발휘하기 어렵게 된다.

보호자의 입장에서는 극조증 상태의 큰 폭풍이 지나가서 상대적으로 평안해지지만, 환우는 또 다른 절망감과 싸워야 하는 처절한 시기를 맛보게 된다. 따라서 환우가 상처를 주로 받는 시기도 이때인 것이다. 배우자와 자녀가 있거나 가족들을 부양해야 하는 집안의 가장일 경우 우울증이 경제적인 면과 결부되면서 압박감이 극에 달하게 된다.

우울증 시기를 이겨내는 지혜

① 조증만 경계할 것이 아니라 우울증도 같은 선상에 두고 경계하고 관리해야 한다.
② 치료는 차선이므로 예방에 노력을 기울여야 한다.
③ 증상이 심해지기 전에 파악하고 대처해야 한다.

④ 환우는 가족들에게 자신의 상태를 적극적으로 알려 도움을 청해야 한다.
⑤ 보호자는 환우의 조증에만 신경 쓰지 말고 우울증에도 대처해야 한다.
⑥ 수면 시간이 지나치게 늘어나고, 집중력이 급격히 떨어지면 교감신경계를 적절히 활성화해야 한다.
⑦ 몸의 잘못된 관성력을 막고 항상성을 길러야 한다.
⑧ 용기와 희망, 지혜를 구해야 한다.

조울증 재발 시 보호자들의 주의 사항과 대처 요령

① 가족이 단합하여 환우로 하여금 치료에 임하도록 강권할 것(숫자가 많을수록 좋고 타인이 있으면 더 설득력이 있음).
② 약을 먹지 않아서 병세가 심해지면 입원시킬 수도 있음을 알릴 것.
③ 환우가 시간 개념이 약해져 약을 복용할 때를 잊을 수 있으므로 체크하여 먹여줄 것(한 번에 많이 먹지 않도록 주의해야 한다. 부작용으로 토하고 거부할 수 있다. 또한 너무 약하게 처방을 받음으로써 초기에 조증을 잡지 못하고 증상을 키워 입원하지 않아도 될 것을 입원시켜야 하는 경우가 생길 수도 있다. 따라서 7일 간격으로 상태에 따라 처방을 맞게 해주도록 의사에게 요청하는 것이 좋다. 평소처럼 보름이나 한 달 간격으로 의사가 주는 대로 약을 받아다가 환우에게 먹이면, 조증 상태와 약의 매칭이 적절하지 못하여 증상이 더 심해져 입원하게 되는 일이 종종 일어난다.)
④ 재발을 여러 번 겪은 환자에게 가족 모두가 조울증이 재발했다

는 사실을 강하게 말해주면 본인도 인정하게 되는 경우가 많다. 그러나 그 사실을 말해주지 않고 가족들만 알고 있으면, 환자는 자신의 객관적인 상황을 돌아볼 수 없게 되어 '약'을 먹는 것을 중요하게 생각하지 않을 소지가 높다. 따라서 환자가 재발을 인식할 수 있도록 가족들의 설득하려는 노력이 필요하다.

⑤ 조울증이 심해져 있는 상황에서는 두세 살짜리 아이처럼 의식 없이 행동하기 때문에 너무 위협적이거나 너무 관대하면 제멋대로 굴거나 도망을 치게 된다. 환자에게 요청할 때에는 심각한 상황을 분명하고 단호하게 말하되, 환자가 격분하지 않을 정도에서 조건과 이유를 설명하여 납득시켜야 한다. 환자가 보호자의 요청을 일방적으로 거부할 때에는 의사와 상의하여 최종적으로 입원을 결정할 필요도 있다. 입원 후 환자가 병을 인식하고 스스로 치료하려는 의사를 분명히 정하면, 상태가 덜 회복되었더라도 집으로 데려와 치료하는 것이 일반적으로 더 좋다.

⑥ 가족들이 설득도 별로 하지 않은 상태에서 강제 입원시키면, 환자는 강한 분노와 함께 모욕과 학대를 받는 것으로 생각하기 쉽다. 결과적으로는 가족과 의사에 대한 불신으로 이어져 치료를 거부하게 되고, 환자를 더 파괴적인 상태로 몰아갈 수 있다. 따라서 가족들이 환자를 입원시킬 수밖에 없었던 사정과 조건을 설득력 있게 제시할 수 있어야 가족들에 대한 오해나 분노를 최소화할 수 있다. 환자가 조증이 심할 때에는 이성도 인격도 없는 사람처럼 보일 수 있지만, 엄연히 인격적인 존재로서 존중을 받고 싶은 욕구를 가지고 있다.

8
조울증을 유발하기 쉬운 우울증 대처법

필자가 운영하고 있는 '코리안매니아' 카페는 주기적으로 공식정모를 개최한다.

어제도 틈을 내어 자조모임 성격을 가진 정모에 참석하였다. 20명 미만의 사람들이 참석하여 화목한 분위기 속에서 서로 고통과 고민을 나누는 시간을 가졌다.

참여한 이들 중 절반은 양극성우울증 환우이고, 절반은 단극성우울증 환우였다. 분명한 것은 양극성우울증을 겪는 그룹의 환우들이 체험하는 우울증과 단극성우울증만을 겪는 환우들이 체험하는 우울증이 다르다는 점이었다.

증상이 다르기 때문에 겪는 느낌 또한 다르게 나타났다. 잠을 잘 자지 못하여 신경이 날카로워지는 비수면적 우울증 환우들의 특징은 우울증이 심해지면 미쳐버릴 것 같고, 그래서 소리를 질러야 한다든가 공황장애 공포, 불안장애 같은 것이 엄습해온다고 토로하였다. 이들 그룹은 대체로 우울증을 잠이 안 오는 것으로 이해하고 있었다.

그러나 양극성장애를 같이 경험한 적이 있는 그룹은 우울증이 시작되면 아무것도 하기 싫고, 매사에 흥미를 잃어버리고, 힘이 빠지면서 자고 싶은 충동만 느낀다고 했다. 실제로 24시간 내내 잠만 잤다고 한 사람도 있었다.

교감신경계가 흥분한, 즉 수면이 경감된 환우들에게서는 우울증과 교감신경계 항진으로 살이 빠지는 현상들이 나타난다. 참가자 중의 한 청년은 일부러 밥을 많이 먹는데도 1주일 동안 5킬로그램 이상 갑자기 체중이 빠져 심히 고통스러워하고 있었다.

이러한 기본 지식과 함께, 이 장에서는 우울증 중에서도 조울증을 유발하기 쉬운 과수면적 우울증을 살펴보고 대비 방법을 알아보기로 한다.

참가자 중 유일하게 한 청년만 과수면적 우울증을(조울증 없이) 심하게 겪고 있었다. 그는 허무한 생각이 자주 들고, 즐거운 일 앞에서도 즐겁지 않고 슬픈 일 앞에서도 슬프지 않으며, 평소 빠져 지냈던 컴퓨터 게임에도 관심이 없어졌다고 했다.

정신의 무력감과 의욕상실을 경험하는 것은 우울증적 소견이 보이는 상태이며, 이때 활동하는 것이 귀찮아지고 수면 욕구가 일어나면 다수면적 우울증이다. 따라서 우선 우울증부터 잘 관리해야 하고, 조울증 증상도 나타날 수 있기 때문에 예방적 차원에서 생활을 점검해볼 필요가 있다.

건강한 사람의 경우에도 여러 요인으로 인해 체력이 떨어지면 없던 병도 생기는 법이다. 따라서 평소에 체력 관리, 스트레스 관리와 함께 규칙적이고 영양학적으로 올바른 식사를 해야 한다. 질병이 발병한 다음에 고치려고 하는 것보다 처음부터 오지 않게 하는 예방이 최선의 방법이다.

그럼에도 불구하고 우울증이 찾아올 수 있다. 이때는 당사자나 가족들의 빠른 상황 인식이 필요하다. 몸을 혹사시키지 말고 의사의 도움을 받는 것이 큰 도움이 된다. 병원 기록이나 보험 가입에 대해 걱정된다면, 가족들이 여러 경로를 통해 미리 알아보고 대처하는 것이 보험이 중요한 현대사회에서 도움이 될 것이다.

과수면적 우울증 대처법

과수면적 우울증에 대처하는 요령은 앞서 우울증 대처법에서 언급한 바 있지만, 한 번 더 강조하도록 하겠다. 이 우울증 자체도 문제가 상당할 뿐만 아니라, 이 우울증이 조울증을 발병시키는 요인으로 작용할 수 있기 때문에 더욱 특별한 관리가 필요하다고 본다.

부교감신경계가 항진되어 자율신경실조증 같은 현상이 나타나는 시기이므로, 체력이 저하되는 것을 막고 활력을 불어넣을 수 있는 안전하고 상식적인 노력을 기울이도록 해야 한다.

① 안정을 취할 것.
② 의사에게 상태를 자세히 알리고 도움을 받을 것.
③ 심리적으로 부담되는 일은 자제하고 회복을 위해 노력할 것.
④ 기분이 저하된다고 보약 같은 것을 함부로 먹지 말 것.
⑤ 혼자 지내지 말고 가족들과 함께하면서 도움을 구할 것.
⑥ 오전에 너무 무기력하면 블랙커피 한두 잔을 마시는 것도 도움이 됨.
⑦ 녹황색 야채를 많이 먹고 식사를 잘 할 것.
⑧ 힘들어도 적당한 운동과 산책을 시도하고 햇빛을 볼 것.
⑨ 영양요법을 실행할 것(단백질, 미네랄, 비타민 등).

9
조울증 극복 요령 10계명

필자가 운영 중인 카페에 올린 내용과 카페 회원들이 덧글을 올린 것을 그대로 옮겨보았다.

조울증 극복 요령 10계명

① 하루 8시간 정도의 수면을 균일하게 유지하라.
② 해로운 음식(카페인이 든 차, 인스턴트식품, 설탕류, 육류 과다)을 삼가고 세 끼를 편식 없이 하라.
③ 감정 기복이 심할 때에는 병원에서 약을 조절하라.
④ 가족에게 병을 소상히 알리고, 유사시의 대처 요령을 알려주라.
⑤ 수면이 6시간 이하로 줄면 조울증 전조 증상이니 대처하라.
⑥ 밤에는 자고 낮에는 활동하라.
⑦ 천연종합비타민을 섭취하라.
⑧ 통곡류와 견과류를 충분히 섭취하라.
⑨ 무리함, 과로, 스트레스를 피하라.
⑩ 너무 두려워하지 말고 치유될 수 있다는 믿음을 가져라.

쉬어 가는 코너

조울증 극복 요령 10계명 글에 달린 덧글

모두가 지켜야 하는 법은 아니지만,

운영자인 제가 절실히 느낀 것이라 적었습니다.

네이버 '코리안매니아' 사과나무(카페매니저)/글/09.07.07

사과나무 2009/10/16 20:12 →답글
노력한 만큼 결실이 있을 겁니다.

아낙네 2009/07/17 16:93 →답글
제철 과일를 자주 먹으면 비타민이 보충되는거죠?
요샌 하루에 참외를 6개씩먹는다는,,

└ **공짱** 2009/07/18 05:41 →답글
저도 참이 없으면 죽는 아낙입니다..

YZII 2009/07/21 23:55 →답글
지키기 참 힘든 것들이네요..간단해 보이지만.

희망 2009/08/03 13:50 →답글
감사합니다

상처입은 치유자 2009/08/09 02:06 →답글
모두 좋으신 말씀입니다 저도 공감합니다

xjvm1004 2009/10/07 22:06 →답글
좋은 정보 감사합니다.

작은노을 2009/10/15 14:10 →답글
좋은 글이네요^^

사과나무 2009/10/16 20:12 →답글
덧글 모두 감사합니다.

무궁화 2009/10/21 19:46 →답글
항상 숙지 하도록 할게요 ^^ 좋은정보 감사합니다

섬아 젯쵸 2009/12/30 19:37 →답글
제안이 좋네요, 한가지며 과자를 많이 절제해 한다는것 실지에요 사우나도 자주가시고,싶가는 필수죠?제 나름 방법입니다만 ,너무 잘난척으로 들렸으면 미안들게요 only one day

덕화 2010/01/17 21:43 →답글
잠이 보약이죠~ 주옥과 같은 말씀 감사합니다.

10
스트레스를 피하라

스트레스의 정의

스트레스(stress)의 사전적 의미는 신체에 가해진 어떤 외부 자극에 대해 신체가 수행하는 일반적이고 비특정적인 반응 정도로 해석된다. 스트레스는 원래 물리학에서 '물체에 가해지는 물리적 힘'을 의미하는 용어로 사용되었고, 의학에 적용되면서 개체에 부담을 주는 육체적·정신적 자극이나 이러한 자극에 생체가 나타내는 반응을 의미하게 되었다.

우리가 흔히 말하는 '스트레스'의 어원은 라틴어 strictus 또는 stringere로서 strictus는 '팽팽한', '좁은'이라는 뜻을 지녔으며 stringere는 '팽팽하다'는 의미이다. 17세기에 이르러 물리학에서 '어느 고형 물체가 외부의 힘에 압도되어 물체 표면의 연속성을 잃게 된 상태'라는 의미로 쓰였다.

20세기에 접어들어 캐나다의 생리학자 세리에(Selye)가 의학에 적용시키면서 일반인들 사이에 널리 사용되는 용어가 되었다. 세리에는 스트레스란 '신체에 가해진 어떤 외부극에 대해 신체가 수행하는 일반적이고 비특징적인 반응'이라고 하였으며, 1920년대 미국의 생리학자 캐논은 '항상성(homeostasis)과 연관하여 항상성을 파괴하는 상태를 스트레스의 위험 수준'이라고 정의하였다.

좀 더 깊은 의학적 개념으로 보면, 적응하기 어려운 환경에 처할 때에 느끼는 심리적 · 신체적 긴장 상태이다. 장기적으로 지속되면 심장병, 위궤양, 고혈압 따위의 신체적 질환을 일으키기도 하고, 불면증, 신경증, 우울증 따위의 심리적 부적응을 나타내는 원인 중의 하나로 파악된다.

스트레스로 인한 신체 반응의 핵심은 스트레스가 각종 호르몬과 신경전달물질의 분비와 촉진을 변화시킨다는 점이다. 스트레스가 이들 물질을 분비하고 자극하는 대뇌에 직접 영향을 미치기 때문이다. 이로 인해 신체 질병은 물론 정신과적인 질환도 발생하게 된다.

스트레스의 원인에는 내적 원인과 외적 원인의 두 가지가 있다. 내적 원인은 내부적인 심상과 심리의 문제로서 비관, 자기 비하, 지나친 추측, 지나친 걱정, 불면 등이고, 외적 원인은 경제적인 압박, 무례, 부당한 명령, 인간관계의 갈등 및 단절, 소외, 실업, 사업 실패, 승진에서의 탈락 등이다.

스트레스는 만병의 근원

모든 질병에 스트레스가 관여하지 않은 경우는 거의 없을 정도이다. 위중한 환자일수록 절대 안정이 요구되는데, 안정을 방해하는 것 자체가 스트레스가 될 수 있고 스트레스는 곧 질병 호전에 나쁜 영향을 줄 수 있기 때문이다.

아토피 환자에게 스트레스는 자극제가 되며, 특별히 신경증이 있는 노이로제 환자에게는 스트레스가 질병을 야기하는 주요 원인 중의 하나이다. 스트레스는 우리의 면역체계를 약화시킨다는 보고서와

논문이 너무나도 많고, 식물, 동물, 사람에게 성장, 기능 등의 모든 면에서 위축과 방해꾼 요소로 작용하는 놀라운 힘을 가지고 있다.

같은 문제와 같은 상황에서도 스트레스를 많이 받은 그룹과 그 반대의 그룹은 전혀 다른 성과를 낼 수밖에 없다. 이것은 인체에서도 그대로 적용되어 생리적 균형을 위협하고 신경계나 호르몬계를 교란시키는 역할을 하며, 이로써 2차적·3차적인 문제를 일으키는 요인으로 작용할 가능성이 있다고 하겠다.

스트레스가 정신 건강에 나쁜 이유

이 책의 본론에 충실하기 위해 다른 것들은 언급을 자제하고, 정신 건강 면에서만 스트레스가 왜 나쁜지 이유를 보자면 다음과 같다.
① 스트레스는 교감신경계를 자극하여 자율신경계의 혼란을 가져온다.
② 스트레스는 사람에 따라 부교감신경계를 자극하여 우울, 낙담, 기능 저하를 야기할 수 있다. 따라서 자율신경실조증을 유발하는 데에 기여한다.
③ 스트레스는 자율신경계에 영향을 미쳐 호르몬의 정상적인 분비를 방해하는 원인으로 작용한다.
④ 스트레스는 인체의 고유한 항상성을 방해하여 몸의 원래의 조절 기능에 타격을 가한다.

스트레스가 이런 역할들을 하기 때문에 의사들이 내게 그토록 스트레스를 피하라고 말했을 것이다. 의사들이 말해줄 수 있는 가장 신뢰할 만하고 여러모로 안전한 조언일 것이다.

앞 장에서도 호르몬과 자율신경계의 상호 연관성에 대해 언급했지만, 스트레스와 호르몬과 자율신경계 역시 상호 연관성이 있다는 것을 독자들은 알아차렸을 것이다.

쾌락 추구도 스트레스이다

100년 전 조선의 의학계에서 이단아로 취급되던 한 사람이 있었다. 오늘날 한의학에서 사상체질의 창시자로 일컬어지는 이제마 선생이다. 그는 "소음인은 크게 즐거워함을 경계하라"고 하였다. 보통 소음인은 신경 계통이 약한데, 지나친 쾌감 추구는 정신 건강에 안 좋은 것을 아셨기 때문일 것이다.

스트레스 유형

1. 몰입 스트레스

스트레스가 나쁘다는 것을 알면서도 무엇이 스트레스인지 아는 것은 어려울 수 있다. 스트레스를 받으면서도 스트레스를 받고 있는지 모르는 사람들이 의외로 많다.

그 대표적인 예로 필자가 그랬다. 나는 단체의 대표를 맡아 이끌어오면서 스트레스를 받기는 했지만 그것이 스트레스라는 것을 알지 못했다. 한참 시간이 지나서야 스트레스를 꽤 많이 받았구나 하는 것을 알게 되었다.

필자의 경우에는 일 중독적인 경향이 있었다. 술이나 담배 같은 것에 손도 안 대고, 특별히 다른 취미 활동을 한 적도 없다. 그런데도 내가 목표한 일들은 해내야 한다는 강박관념 같은 것 때문에 외부 요인의 스트레스가 있었던 같다.

이렇게 업무적인 목표 지향성을 가지면 그것 자체가 스트레스가 될 수 있고, 그 일이 잘 되지 않을 때에는 몸의 컨디션을 떨어뜨리는 역할을 할 수도 있다.

나는 업무에 몰입하는 것 자체를 즐겼는데, 그것이 뇌에 자극제 역할을 했던 것 같다. 지나친 몰입이 정신에 쾌감을 줄 수도 있지만, 몸에는 스트레스로 작용함을 알아야 한다. 공부하다가 미친 사람들의 예가 이런 경우에 해당할 것이다.

2. 술 스트레스

경미한 우울증이 있는 사람들이 알코올 중독에 빠지기 쉽다. 알코올은 뇌의 한 부분을 자극하여 도파민을 활성화할 수 있다. 이런 쾌감 물질의 분비로 중독을 일으키게 된다.

양극성장애가 있는 환자 중 여성의 25% 이상, 남성의 45% 이상이 알코올 중독인 것으로 나타났고, 이로 인해 예후도 그렇지 않은 그룹에 비해 나쁜 것으로 조사되었다. 술은 일시적으로 기분을 호전시킬 수 있지만, 결과적으로는 수면을 불규칙하게 하고 늦잠을 자게 하는 등 뇌에 스트레스로 작용한다.

3. 커피 스트레스

커피 자체가 스트레스를 가져오는 것은 아니지만, 교감신경계가 잘 흥분하는 조울증 환자에게는 스트레스 물질이 될 수 있다. 그것도 한두 잔이 아니라 하루에 4~10잔까지 마시는 사람들이 의외로 많다.

커피에는 카페인 성분이 들어 있어서 흥분을 유도하는 기능을 하며, 현대인들이 많이 섭취하는 설탕은 미네랄을 소변으로 방출시키는 역할을 함으로써 몸의 조절 기능을 약화시키고 카페인과 함께 교감신경계를 더 자극하는 요인이 된다.

초콜릿이나 카페인을 함유한 음료와 음식을 자주 먹어도 같은 효과를 나타낼 수 있다.

4. 수면 박탈 스트레스

수면 박탈이 우울증을 고치는 대체요법으로도 존재하지만, 이것은 교감신경계를 항진시키는 것이기도 하다. 규칙적이고 적절한 수면을 취하지 못하면 스트레스 상태가 된다. 이것이 지속되면 몸의 균형을 잃을 수 있다.

이 밖에도 수많은 스트레스 요인들이 있는데, 스트레스의 본질을 바로 알고 잘 대처하는 능력이 요구된다. 스트레스는 신장의 부신이라는 곳에서 코르티솔을 분비하며, 몸에서 아드레날린을 분출시킨다.

스트레스 해소법

적당한 스트레스는 오히려 몸에 도움이 된다는 연구 결과도 있다. 이것은 아마도 각 개인에게 크게 문제되지 않는 수준의 작은 스트레스일 것이다.

스트레스를 덜 받으려면 마음을 최대한 이완시켜야 한다. 급하게 처리해야 하는 일은 피하고, 평온한 마음에서 할 수 있는 업무가 좋다. 잘 먹고 잘 자야 한다. 감정 표출을 잘 하고 순화해야 한다. 스트레스를 가중시키는 음식과 환경을 제한해야 한다.

11
통합치료의 중요성

 질병을 약으로만 치료한다는 고정관념을 넘어 치유에 도움이 되는 다양한 분야에 관심을 가지는 것은 어쩌면 지극히 자연스럽고 당연한 일인지도 모른다.

 현재 우리나라에서 법률적으로 치료 행위를 할 수 있는 사람은 일반 의사나 한의사로 국한되어 있다. 따라서 이런 라이선스를 가진 이들이 신개념을 도입하여 의료 행위를 하고 돈을 받는 것은 합법화되어 있지만, 그 외 대체의학이나 자연의학 등은 주류에 속하지 못하고 비주류로 남아 있다.

 효과가 입증된 건강식품이라도 치료 효과가 있다는 문구를 넣는 즉시 허위 과대광고로 취급되고 심하면 법적 처벌도 받는다. 예를 들어 근육의 경련이나 눈썹 떨림을 해소하기 위해 병원에서 처방을 받는 약은 칼슘과 마그네슘의 복합제였다. 칼슘과 마그네슘이 약으로 처방되었던 것이다. 이렇게 의사가 제약사로부터 구입한 건강식품이나 영양소에 지나지 않는 제품도 약으로 분류되면 치료, 효과, 효능을 표시하고 의약품으로 판매할 수 있는 반면, 같은 성분을 일반인이나 일반 회사에서 제조하여 같은 증상에 효과가 있다고 표기하거나 주장하면 바로 허위 과대광고로 고발될 수 있다.

 약은 생명과 직결된 품목이라서 국가가 강력한 단속과 제약을 두는 것은 어쩌면 당연한 일이다. 효능과 효과보다 부작용이 더 클 수도 있기에 제도적으로 엄격히 제한하고 단속해야 하는 것이다. 그럼에도 불구하고 홈쇼핑, TV 건강 프로그램, 잡지, 신문에서는 연일 건강기능식품들이 홍수처럼 넘실거리고 있고, 국민소득이 높아지고 건강을 중요시하는 소비자층이 확대됨에 따라 많은 회사들이 미네랄, 비타민, 기타 기능성 건강보조식품을 쏟아내고 있다. 이 건강보조식품 시장은 엄청나게 성장했고 계속 성장해갈 것으로 보인다. 심지어 약국에도 건강보조식품 코너가 따로 있을 정도로 인기를 끌고 있다.

이뿐만 아니라 우울증이나 기타 정신 건강에 효능이 있었다는 체험 사례를 내세워 기능성 식품을 파는 예도 많다. 문제는 그것의 사실 여부를 떠나 우울증이나 조울증이 말처럼 쉽게 완치가 잘 되지 않는다는 점이다. 어떤 이는 아무런 조치도 없었는데도 불구하고 증상이 없어져 잘 지내는가 하면, 어떤 이는 특정한 식품을 먹고 호전되기도 한다. 또 어떤 이들은 약물을 먹어도 제대로 약발이 들지 않아 심하게 고생하고 있기도 하다.

사람의 반응은 제각각이다

같은 우울증이나 조울증에 걸린 사람들을 만나보아도 의견이 제각기 다르다는 것을 알 수 있다. 각 부류는 다음과 같다.

① 약물만을 절대시하는 사람.
② 약물+환경을 중요시하는 사람.
③ 약물+환경+영양제+대체의학 같은 것을 고루 중요하게 여기는 사람.

④ 약물을 거부하는 사람.
⑤ 약물을 거부하고 대체의학을 신봉하는 사람.

대략적으로 이렇게 5유형의 사람들로 나누어진다. 나름대로 그들에게는 어떤 이유와 배경이 있을 것이다.

그렇다면 나는 어느 쪽에 속할까? 굳이 분류하자면 필자는 세 번째 부류에 속하는 사람이다.

여기서 나는 누가 옳고 그르다고 논쟁하고 싶지도 않고, 그럴 필요도 없다고 생각한다. 개인의 의사는 존중되어야 하고, 전문가적·국가적·사회적 관점도 무시할 수 없기 때문이다. 그 누구도 남에게 피해를 주지 않은 사람을 치료라는 목적 하에 감금하거나 억지로 치료를 받게 할 수는 없다. 이것은 인간의 기본권을 침해하는 반인륜적인 행위이고, 헌법을 정면으로 위반하는 최상위법의 위반이다.

따라서 정신과 병원이 많고 여러 치료 기관이 있지만, 고객들(환자 및 그 가족들)은 자신의 상식과 기호를 바탕으로 치료를 선택하고 바꾸기도 한다. 치료의 주체는 자신이며, 비용을 지불하는 이도 자신이고, 그 결과를 책임져야 하는 것도 자신이다.

저자의 기본 견해

나는 20세에 발병하여 근 10년 이상을 우울증과 조울증으로부터 자유로울 수 없었다. 그러는 동안 우울증과 조울증에 대한 나만의 독특한 견해가 생겨났고, 여러 자료들을 접하면서 더 구체화되고 확대되게 되었다.

2012년 현재 8천여 명의 회원을 보유한 조울증, 우울증 커뮤니티 사이트 운영자로서 이렇게 조울증과 우울증에 관한 책을 저술하게 되니 막중한 책임감과 조심성을 갖지 않을 수 없게 되었다.

이 책을 쓰면서 내가 세운 가장 중요한 원칙은, 나의 견해는 피력하되 사람들이 그것을 절대시하거나 함부로 모방하는 것은 경계하자는 입장이다.

나는 약물치료를 기본적으로 지지하면서 그 밖의 다른 부분들도 중요하게 생각하는 입장이기 때문에 여간 조심스럽고 신경 쓰이는 것이 아니다. 그러나 내가 의사들의 대변인 노릇을 하기 위해 이 책을 저술했을 리 없고, 그렇다고 극우의 대체의학자들 편도 들어주고 싶지 않다. 아니, 들어줄 수 없다.

나는 한 쪽으로 치우친 극단적인 치료를 경계하고 거부하는 사람 중의 하나이다. 오히려 통합적이고 종합적으로 각 부분의 장점만을 접목하여 치료에 응용한다면 가장 좋은 치료가 될 수 있다고 믿는 사람이다.

이것은 내가 좌충우돌했던 경험에서 비롯된 것이다. 내가 만일 한 가지 치료법으로 효과를 보았다면, 나도 어쩌면 그 하나에 몰두하고 다른 것들을 배척하는 편에 섰을 가능성도 있다.

나의 경험도 그러했지만, 주변의 많은 환우들을 보면서 그리고 카페에서 많은 환우들과 만나고 상담을 하면서 더욱 일반적 흐름을 알게 되었다.

통합치료의 우선순위

정신과 약물의 효능과 효용성을 인정하고 너무 거부감을 갖지 않았으면 한다. 조울증이나 우울증이 급성으로 발병했을 때 약물만큼 효과적이고 확실한 처방은 없다. 또한 재발을 막는 데에도 좋은 의사의 제대로 된 처방만큼 효과적인 것도 드물다.

의사들에게서 마음의 상처를 받았거나 안 좋은 인식이 있을지라도 약물의 효과는 인정해야 한다. 물론 부작용도 있다. 몸에 큰 해가 되지 않는 부작용도 있고, 다른 장기에 영향을 줄 수 있는 부작용도 있다. 그러나 해로움보다 이로움이 많기 때문에 약물치료가 중요한 것이다.

통합치료의 영양학적 관점

현대사회뿐 아니라 농약이 없었던 100여 년 전에도 우울증, 조울증 환자들은 많았다. 그리고 조울증 환자의 인구비례 발생 빈도가 중요 선진국보다 아프리카가 더 높게 나타난 외국 자료도 있었다. 이것은 무엇을 말해주는가?

공해, 농약, 스트레스 외에 음식을 잘 먹지 못해도 조울증과 우울증이 발생할 수 있다는 것을 간접적으로 보여주는 예라고 하겠다. 잘 먹는다는 개념은 맛있는 것을 많이 먹을 수 있다는 뜻이 아니라 몸이 원하는 최적의 음식을 균형적이고 안정적으로 공급받는 것을 의미한다. 맛있는 과자와 고기를 많이 먹는 것이 잘 먹는 것이 아니라 몸이 필요로 하는 균형적인 음식과 영양소 섭취를 '잘 먹는다'라고 말할 수 있다.

통합치료의 심리치료적 관점

신경증 환자에게 큰 효과를 보이는 정신치료는 특히 노이로제 증상을 동반한 신경증 환우에게 매우 좋은 치료법으로 알려져 있으며, 정신병으로 마음의 상처나 트라우마를 안고 살아가는 사람들에게도 꼭 필요한 치료법이다.

전문 상담원이 환자와의 면접을 통해 환자의 환경에 대한 이해를 증진하고, 환자의 행동 성향이 현실적으로 변화되고 발달될 수 있도록 원조하는 전문적 활동이다.

사실 환우 혼자만이 아니라 환우의 가족 구성원 전체로 가족 심리 치유를 할 때 더 효과적이며, 환우들이 모여 그룹을 이루어 집단적으로 치료하는 것도 매우 효과적이라고 할 수 있다. 신경증 환자들에게 필히 받으라고 권하고 싶고, 정신증 환자 중에서도 받으면 효력을 볼 수 있는 사람이 많을 것이다.

운동의 중요성

운동치료가 매우 효과적인 질환들은 의외로 아주 많다. 비만, 체중 저하뿐만 아니라 허리 강화나 디스크, 좌골신경통 같은 질환은 운동을 통한 근육의 강화가 큰 도움이 된다.

그뿐만 아니라 고혈압, 심장병, 심혈관계 질환 등도 가벼운 등산을 하거나 헬스를 통해 몸의 건강을 많이 증진할 수 있다. 운동과 체력은 불가분의 연관성이 있다. 솔직히 나는 운동을 별로 좋아하지 않고 잘 하지도 못하는 편이나 그 효과가 우수하다는 것은 알고 있다.

질병이 심한 상태에서는 별 도움이 되지 못하지만, 일반적인 완화 상태에서는 몸의 활력과 순환을 돕는 면에서 효과가 있고, 호르몬 분비를 돕는 면에서 간접적인 도움도 될 수 있다.

처음에는 무리하지 말고 가벼운 걷기 정도로 시작하도록 한다. 일상생활에서 몸을 자주 움직이고 단련시킬 수 있는 습관을 들이도록 하며, 유산소운동과 근력 강화를 동시에 해주는 것이 효과적이다.

운동치료는 장기적인 안목에서 길게 행해져야 하며, 우울증이나 조울증 외의 다른 질환을 예방하기 위해서도 꾸준히 실천되어야 한다. 다만 효과를 보려면 시간이 걸리므로 꾸준히 하는 것이 무엇보다 중요하다.

집중력 감소, 주의력 감소, 정서장애, 과격한 성격, 난폭한 성격, 우울증, 조울증, 교감신경계 이상, 신경과민, 학습 능력 저하 등을 조절하고 치유하는 데에 효과가 있으며, 여타 치료법보다 안전하고 비용이 적게 드는 장점이 있다. 과격하고 무리한 운동은 피하고, 리드미컬하고 호흡을 많이 하는 운동을 하도록 한다. 몸을 풀어주는 이완 운동이 매우 좋다.

스트레스 관리의 주요성

'스트레스는 만병의 근원이다' 라는 말이 있을 정도로 그 유해성이 심각하다. 스트레스가 높아지면 우리 몸에서는 벌써 호르몬 분비부터 이상이 생겨난다. 근육이 뻣뻣하게 굳어지고 신경이 날카로워진다. 이런 상태에서는 안정감과 집중력에 지장을 받게 되고, 업무 능력과 대인관계가 악화된다.

몸속에서도 여러 화학 반응이 일어나 활성산소가 증가하고 세포가 공격을 받는다. 이로 인해 암이나 여러 질환의 발생 빈도는 더욱 높아지게 된다.

스트레스는 위와 장의 정상적인 활동에 직접적이고 강력한 방해꾼으로 작용한다. 위와 장이 아플 수 있고, 아프지는 않더라도 먹은 음식의 흡수를 방해하여 2차적인 질환을 유도하기도 한다.

스트레스는 압박만 있는 것이 아니다. 지나친 흥분이나 기대감도 몸을 자극하고 교감신경계를 자극한다.

아무튼 심리적으로 너무 흥분하는 것, 두려워하는 것, 걱정하는 것, 절망하는 것, 긴장하는 것, 쫓기는 것 등은 모두 스트레스적인 요소가 되고 몸을 평온한 상태에서 이탈시킬 수 있다. 이런 스트레스를 감소시키고 치료하기 위해서는 심리치료, 인지치료, 신앙생활, 명상, 자기 관리가 필요할 것이다.

한의학적 치료 관점의 가치

늘 느끼는 것이지만, 서양의학을 배운 일반 의사(양의)들은 한의사를 무시하는 경향이 있다. 그리고 한방 약초들이나 그 효과에 대해 의문시한다. 사실 나도 한의학의 어떤 부분에서는 아쉬움을 많이 느낀다.

그러나 동양의 유구한 역사와 선조들의 세계관과 인체에 대한 탐구가 소홀한 취급을 받아야 할 것은 아니라고 본다. 동양의학이 사람을 소우주로 보고 몸을 치료할 때 전체적인 시각에서 진료한 반면, 서양의학은 각 질병별로 세분화하여 치료 기술을 발전시켜왔다.

조상들의 지혜는 높이 숭상하면서 그들이 이룩해놓은 의학은 무시한다면 말이 안 된다.

음과 양의 큰 틀에서 그것을 양극의 개념이 아닌 하나의 것으로 보고 태극으로 상징화한 것은 동양인들의 고유한 사물에 대한 인식이었다. 이것은 절대적인 사고가 지배하는 서양과 달리 상대적인 관점을 갖는 과거 동양인들의 사상이었다. 이 관점은 정치, 종교, 생활,

의술에도 그대로 반영되어 있다.

나는 동양과 서양이 서로 잘났다고 우월감에 빠져 있지 말고, 서로의 가치와 장점을 수용할 때 더 좋은 것들이 나올 수 있다고 본다. 내가 하도 답답해서 독학으로 조울증에 대해 연구하고 살펴본 바에 의하면, 정신과 의사들의 말도 맞고 한의사들의 이론에도 설득력이 있었다. 단, 한의학에서는 정신과만큼 이론들이 많이 발전되어 있지 못하고 특화되어 있지 못하다는 느낌을 받았다. 아마도 한의학 자체가 서양의학처럼 세분화되어 있지 않아서 그런 것 같다.

나는 너무 총체적인 접근만 시도하려는 한의사들을 보면서 국소 치료와 전체적인 치료를 같이 염두에 두어야 한다는 생각을 가지게 되었다. 국소 치료로 급성 조울증 시에 과다 분비되는 카테콜아민류의 호르몬을 억제하는 약물을 쓰면서, 몸과 마음을 이완시켜주는 부교감신경계를 활성화하는 요법과 자율신경계를 안정화시키는 총체적인 동양의학적 관점의 시도가 병행되는 것이 중요하다고 본다.

한약을 먹어야 한다는 말이 아니라, 그런 인체의 상황을 인식하고 생활 속에서 적용시키라는 의미로 드리는 말이다.

일반 정신과 의사들이 이 책을 읽으면 싫어할 말이겠지만, 내 생각은 그렇다. 그러나 한의학적 치료를 자의적으로 함부로 시도하는 것은 큰 해가 될 수 있으므로 경계하고 조심해야 할 부분이다.

자기 관리 시스템의 중요성

우리나라 속담에 '목마른 사람이 샘을 판다'라는 말이 있듯이 환우도 가족들의 도움과 지원에만 의존할 수는 없다. 누구보다 당사자가 시급하게 치료의 필요성을 느끼며 재발에 대한 부담감을 많이 가지고 있다. 특히 사회활동을 해야 하는 한 집안의 가장이나 직장인이라면 더욱 그러할 것이다.

자기 관리 시스템이란 필자가 임의로 만든 용어이며, 경험을 바탕으로 한 간단한 생활수칙 매뉴얼 같은 것이다.

이것은 좀 더 체계를 세워 자신을 통제한다는 데에 그 의미가 있고, 재발과 사고를 최소화하기 위한 실천적 대안인 셈이다. 우울증이든 조울증이든 환우가 겪는 고유한 증상이 있고 재발 주기가 있다. 어느 사람은 규칙적이고 어느 사람은 불규칙적이다. 그래서 모두에게 같은 매뉴얼이 적용되기는 어렵다. 그리고 환자가 인지하고 중요하게 생각하는 범위가 모두 다르기 때문에 천편일률적으로 적용할 수는 없다.

매뉴얼은 전문가의 조언과 자신이 경험한 병력을 토대로 재발 예방, 위기 개입, 가족의 도움, 운동 시간표, 영양 상태, 해로운 음식 피하기, 건강 일기, 수면 체크 및 조절, 병원 치료, 자조모임 활동, 스트레스 관리법, 자신에게 맞는 직업 찾기 및 준비 등 다양하고 복합적으로 자신을 보호하고 체크하는 일상적인 활동에서 이루어진다.

따라서 중요하다고 생각되는 것들은 메모하여 잘 보이는 곳에 붙여두는 것이 좋고, 작은 노트에 적어두고 틈날 때마다 읽어보는 것도 좋은 습관이다. 요즘은 블로그나 카페에 비공개 사이트를 개설하여 자기 관리를 하는 것도 좋은 방법일 수 있다.

12
자조모임 커뮤니티

조울증이 여러 번 재발하다 보면 상당히 비참한 마음이 될 때가 많다. 특별히 환우 자녀를 치료하려고 백방으로 뛰어다니는 가족들이 있는가 하면, 마음은 아프지만 별 도움이 되어주지 못하는 가족들도 있다. 환우가 서운하게 느껴도 가족들이 해줄 수 있는 일에는 한계가 있게 마련이다.

가족에 대한 기대가 클수록 그것이 이루어지지 않을 때 환우가 맛보게 되는 실망감도 커진다. 대부분의 환우가 마음의 상처를 크게 받는 것은 잘 모르는 타인에 의해서가 아니라 가족들에 의해서이다. 타인에게서 받은 상처는 시간이 가면 잊혀지고 희석되기 때문이다.

마음의 상처 위로받기

아무에게도 할 수 없던 말들을 같은 질환으로 고통을 받는 사람들이 들어오는 커뮤니티에서는 비교적 편하게 털어놓을 수 있다. 처음 커뮤니티를 찾은 회원은 자신만 왜 이런 고통을 받는가 하는 마음이 있다가 나 말고도 아주 많은 사람들이 힘들어하는 모습을 보면서 위로를 얻는다.

사람은 자기의 아픔을 이야기할 대상을 필요로 하고, 공감할 친구가 있을 때 그 아픔을 이겨갈 힘도 생기는 것이다. 아픔을 같이하는 친구가 있고 멘토가 있다는 것은 잠재적 위로가 된다. 그래서 고통은 나누면 반이 되고, 행복은 나누면 두 배가 된다고 하는가 보다.

나도 처음에는 우울증과 조울증에 대해 아주 기초적인 지식도 없던 사람이었다. 막막함과 외로움, 좌절감 같은 것을 극복하고자 웹서핑을 시작했고 커뮤니티를 찾았다. 그러나 질환의 특성상 내가 찾은 커뮤니티와 사이트들은 대부분 폐쇄적이고 우울해 보였다.

그래서 2005년 여름에 직접 우울증, 조울증 커뮤니티 카페를 개설했다. 나는 마음속에 응어리진 마음들을 카페에 글을 올리는 작업으로 승화시켜갔다. 한 명 두 명 카페 회원이 늘어나면서 '아, 나 혼자가 아니었구나, 나보다 더 힘든 사람도 많구나'라는 생각을 하게 되었다.

회원이 늘면서 한 달에 한 번 정도 정모도 갖게 되었다. 전혀 연줄도 없는 사람들이 같은 질환 때문에 커뮤니티 카페 회원이 되고, 서로 소통하기 위해 모임에 나온다. 점심때 만나서 이야기꽃을 피우다 보면 저녁을 먹고도 헤어지기 싫을 정도로 대화에 몰입하게 되고 끈끈한 유대감을 갖게 된다.

대화를 통해 더 많이 배우고 용기를 갖게 된다

개별적인 자료들을 여러 경로를 통해 얻을 수도 있지만, 사람과 사람이 만나고 글로 서로 소통하는 과정에서 많은 것을 배우고 즉각적인 피드백이나 질문에 대한 답변도 얻게 된다. 이로써 얻을 수 있는 것들이 아주 많다.

또한 단순한 커뮤니티에 머무르지 않고 세미나, 캠프, 전문가가 함께하는 집단치료와 강좌는 매우 효과적인 치료 수단이 되어주며 여러 가지 정보들을 공유하고 때로는 보호를 받기도 한다.

필자에게 앞으로의 꿈이 있다면 중증의 우울증, 조울증 환우들을 위한 세미나, 자조활동 프로그램을 만들어 보급하고 싶다. 환우들의 사회적 연대나 멘토링을 시도하고, 사회의 편견 해소와 국가의 미온적 태도를 바꾸어야 한다고 생각한다.

또한 환우들과 보호자들이 주기적으로 자조모임에 꼭 참석하는 것이 매우 바람직하다는 생각을 하고 있다. 환우들뿐만 아니라 보호자들도 아픔을 함께 나눌 동료와 멘토가 필요하다고 본다.

회원들의 자율적인 자조모임과 전문적인 기관이 연계하여 활성화되면 환우들의 욕구에 부응하는 조치들이 많이 나올 수 있을 것이다. 정신장애인의 복지가 선진국을 가늠하는 잣대로 사용된다는 말이 있는데, 대한민국이 정신 건강 치료가 가장 발달한 나라가 되어 다른 아시아 국가들의 롤 모델이 되었으면 하는 소망이 간절하다.

13
자녀들을 생각하자

　책을 쓰기 이전부터 환우와 그 배우자에게 꼭 하고 싶은 말이 있었다.
　사실 내게도 열 살짜리 아들과 일곱 살짜리 딸이 있다. 둘 다 큰 질병 없이 잘 자라주어 늘 감사한 마음으로 살고 있다. 그러면서도 마음 한편에는 내 아이들이 나의 우울증, 조울증 인자들을 물려받지는 않았을까 하는 염려가 자리를 잡고 있다.
　우울증이나 조울증을 겪지 않은 부모 밑에서도 우울증, 조울증 환자들은 발생한다. 또 부모가 조울증이 있었지만 자녀들은 그런 증상이 없이 잘 지내는 경우도 보게 된다. 그래서 나는 너무 두려워하지도 말고, 그렇다고 방심하지도 말라고 말하고 싶다. 아무래도 유전적인 취약함을 완전히 배제할 수는 없기 때문이다.
　그러나 자녀들을 건강하게 잘 키운다면 그만큼 질병으로부터 보호할 수도 있다고 본다. 자녀들에게 스트레스를 가급적 주지 말고, 균형적인 식사로 편식이나 인스턴트음식을 피하는 습관이 몸에 배게 하고, 지나친 공부로 인한 과로나 수면 부족에 시달리지 않도록 주의해야 한다. 그리고 부모의 질병에 대해 자세히 설명해주고, 자녀들도 그런 병에 노출되지 않도록 몸과 마음을 잘 관리하도록 당부하는 것이 좋을 것이다.

아직 미혼이라면

미혼 총각이나 처녀로서 질병으로 힘들어하는 사람들은 2세에 대한 걱정과 고민을 많이 할 것이다. 그들에게 질병이 있다고 해서 결혼을 하지 말고 아이도 낳지 말라고 할 수 있는 권리를 가진 사람은 아무도 없다. 그러나 아무래도 2세를 걱정하지 않을 수는 없다.

필자가 생각하기에 결혼을 함부로 포기할 것은 아니더라도 무작정 결혼하고 임신하는 것은 지양하여 좀 신중할 필요가 있다고 본다. 아이는 임신 당시의 엄마와 아빠의 몸 상태를 반영하여 태어나기 때문이다. 질병이 심한 상태에서 임신을 하는 것은 유전적인 측면에서 안 좋은 인자들을 물려줄 가능성이 크다. 따라서 2세를 위해서라도 먼저 몸과 마음을 건강하게 돌려놓을 필요가 있는 것이다.

그리고 임신 중의 산모의 영양 결핍이나 다이어트 같은 행동은 아이에게 치명적인 결함을 줄 수 있다. 아이가 만들어지는 과정에서 충분한 재료들을 얻지 못하면 육체적으로나 정신적으로 취약성을 갖고 세상에 나오게 된다.

나는 한때 염소들을 다수 키워본 적이 있는데, 어미의 상태와 건강에 따라 새끼가 다르게 태어나는 것을 자주 목격하였다. 짐승뿐만 아니라 사람도 다를 것이 없다고 본다. 그래서 옛날부터 아이를 갖기 전에는 몸뿐만 아니라 마음까지 가다듬는 작업들을 했다고 전해진다. 여자뿐만 아니라 남자에게도 주의 사항이 있었고, 남자의 건강과 마음가짐도 중요한 요소로 인식되었다.

아이가 만들어지는 데에는 부모의 판단이 결정권을 가진 만큼 신중한 고려와 실제적인 노력이 충분히 있어야 할 것이다.

저자 후기

우리는 얼마든지 강해질 수 있다

　조울증 때문에 심리적으로 너무나 힘들고 가슴 아파했던 지난 시절을 생각하면, 분노 같은 것이 치밀어오를 때가 있다. 가족과 주변인들에게서 받았던 상처들을 일일이 나열하자면 한도 없고 끝도 없을 것이다. 마음의 상처뿐 아니라 질병으로 수억 원의 경제적 타격을 입었고, 억울한 오명을 덮어쓴 적도 있었다. 어쩌면 나의 한을 달래기 위해 내 안의 또 다른 내가 이 책을 쓰게 만들었는지도 모르겠다.

　가족들이 나를 걱정해주는 만큼 때로는 나로 인해 그들이 받은 고충이나 걱정이 얼마나 컸을까 생각해보곤 했다. 그럴 때 오는 부담감, 상실감, 외로움, 스스로에 대한 파멸감은 우울증이 찾아오는 계절이면 배가되었다.

　가끔씩 오기 같은 것이 생기기도 한다. 부모와 가족들의 따뜻한 이해와 사랑을 받는 환우도 있지만, 그렇지 못한 환우가 더 많을 것이다. 나도 커다란 아픔들을 끌어안고 숨죽여 가슴으로 울었던 날들이 많았다. 우울증이 찾아오는 때에는 가일층 잿빛 가슴으로 멍이 들었다. 억울하고 슬프고 화가 났다. 그래서 나는 완치되고 싶었고, 건강한 이들보다 더 건재한 나의 모습을 세상에 당당히 보여주고 싶었다.

내 아픔과 질병은 장인과 장모에게도 10년간 숨겨온 비밀이었다. 그러나 이번에 책이 출판되면 그동안 숨겨왔던 나를 있는 그대로의 모습으로 세상에 오픈하게 된다. 또 한 번의 장애를 넘어서려는 시도이자 도전이 시작된 것이다.

모두가 숨어 지내는 현실에서 나는 반대의 길, 드러내는 길을 택하겠노라고 선언했다. 이해하고 공감하는 사람들과 같이 호흡하고 싶었기 때문이며, 책을 쓰는 것이 나와 환우들을 위한 일이 될 것이라는 확신이 섰기 때문이었다.

피하고 숨지 말고 함께 모여 큰 강물을 이루자고 말하고 싶다. 그래서 치유의 속도를 높여 절망에 빠진 환우들을 살려내고, 시름하는 가족들에게 희망을 주어 그것이 환우들에게 다시 피드백되게 하자고 말하고 싶다.

누가 우리를 위해 울어주겠는가? 우리 자신이 먼저 울어주어야 하고 스스로 일어서야 하는 것이다. 긴 병에 효자 없고, 세상은 강자에게 더 호의적이다. 하지만 우리는 얼마든지 강해질 수 있고, 더 크고 어려운 일도 해낼 수 있는 능력들을 갖고 있다.

이 책에 내가 하고 싶은 말과 뜻이 다 담겨진 것은 아니다. 어쩌면 시작을 알리는 선언문 같은 것일 수도 있다. 하고 싶은 말도 많고 해야 할 일도 많지만, 일단 이 정도로 만족하려고 한다. 먼 길을 갈수록 천천히 가야 하는 법이니까.

이 책이 나오기까지 내게 힘을 주신 하나님께 먼저 감사를 드린다. 그리고 그 오랜 고난의 길에 동참하여 격려하고 지원해준 사랑하는 아내에게도 감사의 마음을 전하고 싶다. 나를 위해 고생했고, 때로는 마음에 상처를 주었던 가족들에게도 감사한다. 아픔마저도 이 책이 나오기 위해서는 필요했기 때문이다.

나와 같은 병명으로 두 번이나 입원했지만, 내가 어려울 때면 언제나 먼저 달려와 아픈 형을 챙겨주었던 남동생 정권에게도 이 자리를 빌어 고맙다고 말하고 싶다. 마지막으로 나의 처음부터 현재까지 모든 과정을 지켜보시면서 마음 아파했던 어머니께 오늘의 이 소망을 전해드리고 싶다.

코리안매니아 카페 회원들, 희망나눔 회원들, 하규섭 교수님, 김정진 교수님, 주서택 목사님, 카미(KAMI, 한국정신장애인연대) 식구들에게도 감사한 마음을 전한다.

부족하고 잘 가다듬어지지 못한 이 책을 끝까지 읽어주신 독자들에게도 감사한 마음을 전하면서, 우울증과 조울증으로 힘겨운 싸움을 하고 있는 지구촌의 모든 환우들에게 이 책을 바친다.

2012년 9월
충북 청주에서
저자 정안식
우울증·조울증 환우 커뮤니티 '코리안매니아' 운영자
KAMI(한국정신장애인연대) 이사
웹스타텔레콤 대표

책을 읽고 느낀 소감을 간략히 적어 이메일로 보내주시기 바랍니다.
저자의 연구와 활동에 큰 도움이 될 것입니다.
성명·연령·직업을 밝혀주십시오.

이메일 - maplean@naver.com

개인 홈페이지 - www.jungansik.com

연락처 - 010-6406-8268 정안식